本书为浙江中医药大学浙江中医药文化研究院，

浙江中医药大学习近平新时代中国特色社会主义思想研究基地成果

浙派医家

论医德医风

黄文秀　主编

ZHEJIANG UNIVERSITY PRESS
浙江大学出版社
·杭州·

图书在版编目（CIP）数据

浙派医家论医德医风 / 黄文秀主编. -- 杭州 ：浙
江大学出版社，2025. 5. -- ISBN 978-7-308-26212-5

Ⅰ．R192

中国国家版本馆 CIP 数据核字第 20259TH360 号

浙派医家论医德医风

黄文秀　主编

责任编辑	宋旭华　白伟杰
责任校对	方涵艺
封面设计	项梦怡
出版发行	浙江大学出版社
	（杭州市天目山路 148 号　邮政编码 310007）
	（网址：http://www.zjupress.com）
排　　版	大千时代(杭州)文化传媒有限公司
印　　刷	杭州宏雅印刷有限公司
开　　本	710mm×1000mm　1/16
印　　张	10
字　　数	130 千
版 印 次	2025 年 5 月第 1 版　2025 年 5 月第 1 次印刷
书　　号	978-7-308-26212-5
定　　价	58.00 元

序

2016年夏，在新世纪首次全国卫生与健康大会上，习近平总书记引用唐代孙思邈的名言寄语广大医务工作者："凡大医治病，必当先发大慈恻隐之心，誓愿普救含灵之苦，不得问其贵贱贫富，亦不得瞻前顾后，自虑吉凶。"2021年3月，习近平总书记在看望参加全国政协十三届四次会议的医药卫生界教育界委员时强调："广大医务工作者要恪守医德医风医道，修医德、行仁术，怀救苦之心、做苍生大医，努力为人民群众提供更加优质高效的健康服务。"自古以来，中医药学将救死扶伤、道济苍生的高尚医德视为至高无上的准则。

浙江中医药源远流长，在中医药学发展史上具有重要的地位和作用。宋代陈无择创立"三因论"，成为中医病因学说发展的里程碑式人物；元代朱丹溪倡导"阳常有余，阴常不足"，成为滋阴派的代表；明代张景岳孜孜不倦历时20年完成《类经》，是"温补学派"创始人；杨继洲专注于针灸，著《针灸大成》，成为我国针灸学承前启后的经典著作；清代王孟英编撰《温热经纬》而成温病四大家之一；俞根初倡导"寒温一统"，著《通俗伤寒论》，是"绍派伤寒"创始人；雷丰完成了我国第一本时病诊治专著《时病论》，是"温病学派"的重要著作。这些医家不仅学术造诣深厚、医术精湛，而且胸怀仁心仁术、医德高尚，值得我们传承与弘扬。

2017年7月1日，我在"之江中医药论坛"上公布了"浙派中医"称谓，并将浙派中医的特点概括为八个方面，分别是源远流长、学派纷呈、守正出新、时病诊治、学堂论医、本草增辉、善文载道、厚德仁术。"浙派中医"作为浙江省内众多中医学术流派的统称，发布以来，浙江省中医药研究院、浙江中医药大学、浙江省中医药学会等单位，先后编写出版了"浙派中医医籍整理丛书"、本科生教材《浙派中医》《浙派中医·地方卷》和《浙派中医·专科卷》等，推动了浙派中医的传承与发展。

近日，浙江中医药大学党委书记黄文秀教授独辟蹊径，围绕浙派中医的医德与医风，组织林洁、王婷等同志编写了《浙派医家论医德医风》一书。该书精心收集了朱丹溪、杨继洲、张景岳、雷丰、陈无择、王孟英、黄凯钧、葛洪、沈括、赵学敏、林逋、孙志宏、冯兆张、郭诚勋、章楠、潘楫、陈士铎、陆以湉等18位医家的30篇文选。这些文选内容丰富，涉及到行医、学医、患者、同行等方方面面。有的论述说理深入，使人心悦诚服；有的简明扼要，可操作性强；有的开门见山，直击心灵，振聋发聩。该书每篇"原文"后均分列"注释""语译""阐释"条目，对文选内容的阐发条分缕析，深入浅出，既方便阅读理解，又给人启发良多，读后令人回味无穷。相信该书的问世，对于弘扬浙派中医的精神，提高从业人员的人文素养和道德情操，促进和谐的医患关系以及清正廉洁的医风都将发挥积极的作用。

该书付梓之际，黄文秀书记邀我作序，虽不敏于文，但责任与情怀所在，故不揣简陋，信笔而书，聊以为序，并致祝贺。

范永升

乙巳惊蛰于浙江中医药大学

（作者为首届全国名中医、"973计划"项目首席科学家、"万人计划"教学名师、浙江中医药学会会长、浙江中医药大学原校长）

医德编

医风编

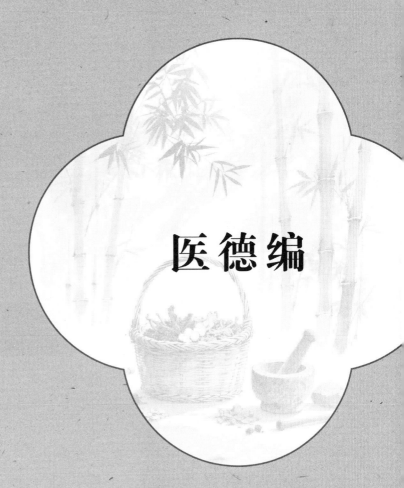

医德编

德，有"道德""德性""品行"等多种含义。在古代不同的领域对"德"字有不同的诠释，如儒家以"温、良、恭、俭、让"为修身五德，而兵家以"智、信、仁、勇、严"为将之五德。但不管怎么说，"德"是美好的东西，是人们共同遵守的行为规范。《说文解字》有释："德，升也。"体现了一种提升和超越。有了高尚的品德才会被人尊重，成为效法学习和提升自我的榜样。

孔子说："为政以德，譬如北辰，居其所而众星共之。"而清代名医吴瑭说："非果、达、艺三者兼全，不可以从政，医者亦然。"由此可见，不管是治国理政，还是行医治病，都必须以德为先，以德引领。

医生通过医术实现悬壶济世的职业理想，必须要有医德思想作为理念根基。中国的传统医德文化源远流长、博大精深，"医乃仁术"和"医者仁心"是其最为核心的理念。传统医德文化是加强医德建设、提升医护修养最为重要的文化源头之一，需要创造性转化和创新性发展。

浙派中医是中国传统医学重要的精彩篇章之一，具有鲜明的浙派标识，经过历代医家的言传身行而不断传承演进，积淀了深厚的精神追求，留下了绚烂的之江印记。之江大地自古以来涌现出大批医德高尚、医术精湛的医学大师，他们或强调"无恒德者不可以作医"，或提倡"凡看病施治，贵乎精一"，或告诫"毋怀妒忌，大发婆心"，于今日依然有着非常重要的引领价值，是从业者取之不尽用之不竭的精神宝藏，需要不断发掘。

医德，是所有行医者仁爱救人的初心使命，是救死扶伤的精神源泉,是永不坠落的"北极星辰"。没有良好医德的支撑,再好的医术都难以造福于民。重温和弘扬浙派医家的医德思想,对增强我们的职业信仰,提升救死扶伤的使命感大有裨益,值得我们深度学习和活化利用;而重温浙派医家的经典名篇对我们"明大德、守公德、严私德"大有裨益,是提升从医境界和执业格局的最好膏方,需要时时咀嚼、月月进补。

君子爱人以德

〔元〕朱丹溪

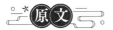

  君子爱人以德，小人爱人以姑息，况施于所尊者哉。惟饮与食，将以养生，不以致疾，若以所养，转为所害，恐非君子之所谓孝与敬也。然则，如之何则可？曰：好生恶死，好安恶病，人之常情。为子为孙，必先开之以义理，晓之以物性[1]，旁譬曲喻，陈说利害，意诚辞确，一切以敬慎行之。又次以身先之，必将有所感悟，而无扞格[2]之逆矣。吾子所谓绝而不与，施于有病之时，尤是孝道。若无病之时，量酌可否？以时而进，某物不食，某物代之，又何伤于孝道乎？（《格致余论·养老论》）

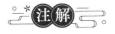

  [1]物性：事物的本性、本质。
  [2]扞格：互相抵触、格格不入。

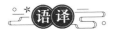

  君子遵循道德要求去爱护人，小人用无原则的宽容去爱护人，更

何况是对于我们所尊敬的人呢？饮食本是用来营养身体而非导致疾病的，如果用以营养的饮食反而造成了损害，这恐怕就不是君子所说的孝顺与恭敬了。那么，应该怎么做才合适呢？我认为：喜好生存厌恶死亡，喜好安康厌恶疾病，这是人之常情。作为子孙，首先要用道义和道理来开导他们，用事物的本性来晓谕他们，通过多方比喻和委婉说明，详细陈述利害关系，态度诚恳，言辞确切，一切都要以恭敬谨慎的态度去实行。其次，自己要以身作则，这样他们一定会有所感悟，而不致产生抵触情绪。您所说的完全不许进用某些食物，这在生病时或许是出于孝道，但如果在没有生病的时候，我们是否可以酌情考虑呢？根据时令来安排饮食，如果某种食物不吃，就用其他食物来替代，这又怎会损害孝道呢？

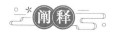

本文选自《格致余论·养老论》（见朱丹溪著《格致余论·局方发挥》，中国医药科技出版社，2011 年版）。朱丹溪（1281—1358），名震亨，字彦修，世居丹溪，人称丹溪翁，元婺州义乌（今浙江义乌）人，"金元四大家"之一，著有《格致余论》《局方发挥》等。《格致余论》共载医论 40 余篇，内容涵盖内、外、妇、儿各科，对脉法、养生等诸多方面都有独

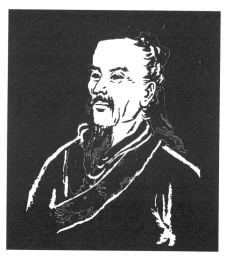

（本书图片来源：浙江中医药大学文化碑廊）

到见解，被公认为是反映朱丹溪医学思想的代表著作；其所倡导的"阳有余而阴不足"理论，对后世养阴学说的形成、发展和温病学派都影响深远，至今仍广泛指导着临床实践。

这段文字深刻探讨了在孝敬长辈时,如何平衡养生与满足口腹之欲的问题,强调了真正的孝道应基于对长辈身心健康的长远考虑,而非一味地迁就其不良饮食习惯。作者通过对比君子与小人在爱人方式上的不同,引出了对孝道内涵的深入剖析,认为真正的孝顺应当是引导长辈树立正确的养生观念,而非简单地迎合他们的喜好,即使这可能带来短期的不满或抵触情绪。

文章开篇即点明主旨:"君子爱人以德,小人爱人以姑息。"这句话直接揭示了对待亲人,特别是长辈时,应持有的正确态度。君子之爱,是以德行、以有益于对方的方式去爱,而不是无原则地迁就和纵容。在饮食养生的语境下,这意味着我们应该鼓励长辈采取健康的生活方式,而不是任由他们沉迷于可能有害健康的美食之中。

其次,文章指出饮食的初衷本应是养生而非致病,若因过度溺爱而使饮食成为健康的负担,则违背了孝道的真正含义。这里,作者提出了一个核心问题:"如之何则可?"即如何在尽孝的同时,又不损害长辈的健康?答案在于教育与引导。作为子孙,应当首先向长辈传授正确的道理,让他们理解物性(即食物的性质及其对身体的影响),通过耐心细致的解释、生动的比喻和明确的利害分析,让长辈从心底里接受并认同健康饮食的重要性。

再次,身体力行是关键。"又次以身先之",强调了榜样的力量。子孙自身若能坚持健康的生活习惯,自然能潜移默化地影响长辈,减少他们的抵触情绪,使他们更容易接受健康的生活方式。

文章还特别讨论了在长辈生病时的特殊情境,认为此时拒绝给予某些不适宜的食物,恰恰是孝道的体现,因为这关乎长辈的健康。而在平时,则应根据具体情况灵活处理,适时引入健康替代品,既不失孝心,也顾及了长辈的健康。

综上所述,这段文字不仅是对传统孝道的一种现代解读,也是对个人健康管理与社会责任感的一次深刻反思。它提醒我们,在当今社会,面对老龄化的挑战和慢性病的多发,如何在尊重与爱护之间找到恰当的平衡点,既体现了对传统文化的继承,也展现了对现代生活方式的适应与创新。真正的孝道,不仅仅是物质上的供养和情感上的陪伴,更在于引导和帮助长辈实现身心的和谐与健康,这才是对"君子爱人以德"这一古训最深刻的践行。

朱丹溪的医德思想不仅体现在孝道,还体现在以下几个方面。

全面细致的诊断:医生在诊断病情时,不仅要了解病情的本质,还要考虑患者的身体状况、身体部位、脏腑内外、病程久近、精神状态、肌肤厚薄、毒性可否、标本先后等多种因素。这体现了医生对患者病情的全面关注和细致入微的观察。

个性化治疗:根据患者年龄、治法、气候等因素,制定个性化的治疗方案。这体现了医生尊重患者个体差异,因人制宜的治疗原则。

精准用药:某药治某病,某经用某药,何为正治反治,何为君臣佐使。这体现了医生对药物性能、作用机理的深入了解,以及对药物使用的严谨态度。

综合权衡:综合各种因素,斟酌毫厘,议定方剂治疗,贵在适中。这体现了医生在治疗过程中,既要关注病情,又要关注患者的整体状况,力求达到最佳治疗效果。

医德高尚:这句话中的医德思想体现在医生对患者的关爱、尊重和责任感,以及用细致耐心的解释来化解人心,达到沟通的最佳效果,从而形成和谐的医患关系。这些都是中医医德的重要体现。

吾之心正，则天地之心亦正

〔明〕杨继洲

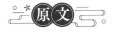

夫即由素、难[1]以溯其源，又由诸家以穷其流，探脉络，索荣卫，诊表里，虚则补之，实则泻之，热则凉之，寒则温之，或通其气血，或维其真元，以律天时，则春夏刺浅，秋冬刺深也。以袭水土则湿致高原，热处风凉也。以取诸人，肥则刺深，瘠则刺浅也。又由是而施之以动摇进退，搓弹摄按之法，示之以喜怒忧惧，思劳醉饱之忌，穷之以井荥俞经合之源，究之以主客标本之道，迎随开阖之机。夫然后阴阳和，五气顺，荣卫固，脉络绥[2]，而凡腠理血脉，四体百骸，一气流行，而无壅滞痿痹之患矣。不犹圣人之裁成辅相，而一元之气，周流于天地之间乎。先儒曰：吾之心正，则天地之心亦正，吾之气顺，则天地之气亦顺。此而赞化育[3]之极功也，而愚于医之灸刺也亦云。（《针灸大成·卷三·诸家得失策》）

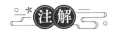

[1]素、难：即《黄帝内经·素问》《难经》。

[2]绥：安好，平和。

[3]化育：天地孕育化生万物。

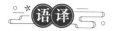

从《黄帝内经·素问》《难经》这些经典著作中追溯医学的源头，再广泛研究各家学说以推究穷尽医学的流派与发展。探索人体的经络系统，了解营卫气血的运行规律，诊断疾病的表里虚实。对于虚证，采用补法；实证，则采用泻法；热证，用寒凉药物或方法治疗；寒证，则用温热药物或方法治疗。有时需要疏通气血，有时则需固本培元。根据天时变化，春夏时节针刺宜浅，秋冬时节针刺宜深。考虑到地域水土的差异，潮湿之地需防湿邪，炎热之处则需避暑纳凉。针对患者的体质，肥胖者针刺宜深，瘦弱者针刺宜浅。此外，还要运用摇动、进退、搓弹、摄按等手法，告诫患者避免喜怒忧惧、思虑过度、劳累过度、饮酒过度、过饱过饥等不利因素。深入研究井、荥、俞、经、合等穴位及其作用，探究主客、标本、迎随、开阖等针法与原则。这样，才能达到阴阳和谐、五脏之气顺畅、荣卫气血固守、经络安和的状态。于是，肌肤腠理、血脉、四肢百骸之间，气血畅通无阻，自然不会有壅滞、痿痹等病患。这不正像圣人辅助天地自然，使宇宙间的元气周流不息吗？先贤曾说：我的心性正直，天地正气和谐也会随之实现；我的气如果顺畅，那么天地之气也就顺畅了。这是圣人辅助天地化育万物的最高境界，而我对于针灸医术的理解和应用，也是遵循这样的道理。

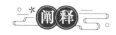

本文选自《针灸大成·卷三·诸家得失策》（见杨济时著《针灸大成》，辽宁科学技术出版社，1997年版）。杨济时（约1522—1620），字继洲，明浙江三衢（今属浙江衢州市）人。杨氏幼年学习儒学，后改习岐黄,学识渊博,精于针灸,兼得家学秘传,曾任太医院御医。《针灸大成》全书共十卷,是在杨氏家传《卫生针灸玄机秘要》一书的基础上,增辑历代名家之精论与针技,并汇入近七十年临床经验所辑成。内容丰富实用,理论与实践并重,流传甚广,对我国针灸学的发展起到了承前启后的作用,问世四百余年来深受针灸学者之

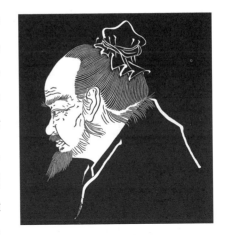

尊崇,为学习与研究针灸的必备经典。书中提出"十二字次第手法"与"下手八法"的针刺手法,至今仍为针灸医家所习用。

这段文字是对中医针灸艺术的高度概括与颂扬,它展示了针灸作为一种古老疗法的复杂性与精细性,更揭示了其背后深厚的哲学基础和文化内涵。作者通过细致的描述,让读者仿佛置身于一个充满智慧与奥秘的中医世界,感受到针灸不仅仅是一种技术,更是一种艺术,一种与自然和谐共生的哲学实践。

文章结尾处提出的"吾之心正,则天地之心亦正;吾之气顺,则天地之气亦顺",体现了一种深刻的医德思想,即医生的内心修养和道德品质对于医疗实践的重要性,以及这些品质对于医疗实践、患者健康和社会福祉的深远影响。同时引导我们思考个体健康与社会环境、宇宙秩序之间的微妙关系,鼓励人们从自身做起,追求内外兼修的健康生活。这种思考对于现代人面对快节奏生活压力时,不失为一种有益的提醒和启示。具体来说,体现在以下几个方面。

内心正直与职业道德:医生作为救死扶伤的职业,其内心的正直与否直接关系到患者的生死安危。一个内心正直的医生,会以患者的生命健康为重,坚守医德,不图私利,全心全意为患者服务。这种正直的品质是医生职业道德的基石,也是赢得患者信任的关键。

心态平和与治疗效果:医生的心态是否平和,也会影响到治疗的

效果。一个心态平和的医生，能够保持冷静、理智，面对各种复杂病情时能够从容应对，做出正确的诊断和治疗方案。同时，平和的心态也有助于缓解患者的紧张情绪，增强患者对治愈的信心，从而提高治疗效果。

天地之心与社会责任：这里的"天地之心"可以理解为社会大众的期望和信任。一个有医德的医生，不仅要关注个体患者的健康，还要关注整个社会的健康福祉。他们应该以高度的责任感和使命感，积极参与公共卫生事业，为提高人民群众的健康水平贡献自己的力量。

气顺与和谐医患关系：医生的"气顺"不仅指个人心态的平和，还指与患者之间的和谐关系。一个气顺的医生，能够与患者建立良好的沟通，理解患者的需求和痛苦，给予患者足够的关爱和支持。这种和谐的医患关系有助于消除误解和解决冲突，提高患者的满意度和忠诚度。

这段文字是对中医针灸之道的一次深刻诠释，它展示了针灸作为一门古老技艺的独特魅力，更激发了我们对于生命、自然以及宇宙间相互联系的深层思考。作为一名医生，不仅要具备扎实的医学知识和技能，还要注重内心的修炼和道德的提升，以更好地履行自己的职责和使命。在现代社会，这样的智慧显得尤为珍贵，值得我们深入学习和传承。

凡看病施治,贵乎精一

〔明〕张景岳

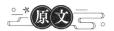

凡看病施治,贵乎精一。盖天下之病,变态虽多,其本则一;天下之方,活法虽多,对证则一。故凡治病之道,必确知为寒,则竟散其寒;确知为热,则竟清其热,一拔其本,诸证尽除矣。故《内经》曰:治病必求其本。是以凡诊病者,必须先探病本,然后用药。若见有未的[1],宁为少待,再加详察。既得其要,但用一味二味便可拔[2]之。即或深固,则五六味七八味亦已多矣。然虽用至七八味,亦不过帮助之、导引之,而其意则一也,方为高手。(《景岳全书·卷一·传忠录上·论治篇》)

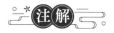

[1]的:明确,确定。

[2]拔:拔出,拔除。引申为祛除,治愈。

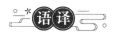

在诊断疾病和施药治疗过程中,最宝贵的是精一,即精湛而专一。

因为天下的疾病,虽然表现形态千变万化,但其本质却是相同的;天下的方药,其灵活运用的方法虽然多种多样,但符合病证、方证相应这一原则却是不变的。所以,治疗疾病的根本法则,必然是明确为寒证,就全力散寒;明确为热证,就全力清热。一旦祛除了疾病的根本,各种症状也就随之消除了。因此,《黄帝内经》说:"治病必须寻求疾病的本质。"所以,凡是诊断疾病的医生,必须先探求造成疾病的根本原因,然后再用药。如果根本病因尚未明确,宁可稍等,再加以详细观察。一旦抓住了疾病的关键,用一两种药就可以治愈。即便病情严重或顽固,用五六味、七八味药也就足够了。然而,即便用到七八味药,也只是起辅助、引导作用,而其核心意图是一致的,这样才能算是医术高明的大夫。

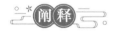
阐释

　　本文选自《景岳全书·卷一·传忠录上·论治篇》(见张景岳著《景岳全书》,人民卫生出版社,2011 年版)。张景岳(1563—1640),本名介宾,字会卿,号景岳,别号通一子,因善用熟地黄,人称"张熟地",明浙江绍兴府山阴(今浙江绍兴)人,明代杰出医学家,温补学派的代表人物,也是实际的创始人。《景岳全书》博采

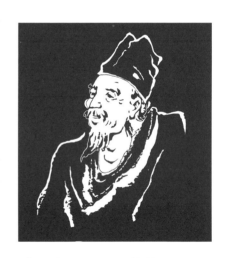

历代医家精义,并结合作者经验,自成一家之书。展现出其善于变通、敢于创新的高超医术和一心为民的医者仁心。

　　"精一"一词源自《尚书·大禹谟》中的"惟精惟一"。张景岳将其引申至医学领域,在继承孙思邈"精诚"的基础上,指出医家诊病治疗,以"精湛专一"为贵。孙思邈提出的"精诚"概念,体现了他对医术与医

德的双重追求。"精"主要指医术的精湛与细致。作为医生必须博学多才，精通医学理论知识，同时熟练掌握医疗技术。在为患者诊治时，医者应用心细致，严谨认真，详细了解病状，精准诊断，确保治疗有效。

张景岳的"精一"思想主要涵盖三方面内容：一是精准诊断。"先探病本，然后用药"。这里的"本"指的是疾病的根本原因或本质特征，即阴阳表里寒热虚实等。他强调，医家在看病施治过程中，要集中精力，深入探究疾病的本质。只有掌握致病之源，才能精确诊断，对症施治。若遇到不确定的情况，应更加详细诊察，务必掌握其要旨。二是精准治疗。他提出医家必须技术专精，在准确辨证的基础上，采用单一或精简的治疗方案，避免使用繁杂的药物或治疗方法。他认为，只有这样才能确保治疗效果的准确性和可靠性。三是精准用药。主张用药应根据病情轻重、病势缓急来确定剂量和配伍，力求做到药到病除。同时，他还强调应严格把控药物质量，严格遵守药物配伍的禁忌，以尽量避免药物对患者造成负面影响，展现出医者诚信务实的品格。

当今社会，有部分庸医遇到病症茫无定见，胡乱用药，实乃伤害百姓，耽误民众。医者应秉持强烈的社会责任感和使命感，在临证时应保持高度的专注力和敏锐的洞察力，详细询问病史，仔细检查体征，认真辨证，努力探清病本。在治疗过程中，医者应尽量采用单一或精简的治疗方案，并依据病情变化及时调整用药剂量和配伍。这既能避免过度医疗给患者身体带来过重的负担，也能最大程度减轻患者的身心痛楚和经济负担，真正展现大医精诚的风范。

临机应变，方为上医

〔明〕张景岳

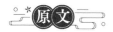

　　齐氏曰：疮疽之证候不同，凡寒热虚实皆能为痛，故止痛之法，殊非一端[1]。世人皆谓乳、没珍贵之药，可住疼痛，而不知临病制宜，自有方法。盖热毒之痛者，以寒凉之药折其热而痛自止也；寒邪之痛，以温热之剂熨其寒则痛自除也。因风而痛者除其风，因湿而痛者导其湿。燥而痛者润之，塞而痛者通之，虚而痛者补之，实而痛者泻之。因脓郁而闭者开之，恶肉侵溃者去之，阴阳不和者调之，经络秘涩者利之。临机应变，方为上医，不可执方而无权[2]也。（《景岳全书·卷四十六·外科钤上·定痛》）

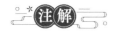

　　[1]端：类别、方面。
　　[2]执方而无权：一味拘泥经典处方而不知权衡变通。

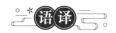

　　齐氏说：疮疡痈疽的证候表现各不相同，凡是寒、热、虚、实证候都

可能引发疼痛,所以止痛的方法,并非只有一种。世人都认为乳香、没药是珍贵的止痛药,却不知道治疗疾病时,应该根据病情灵活选择适宜的方法。由于热毒而引发的疼痛,应当用寒凉的药物来清热,热毒清除了,疼痛自然也就止住了;由于寒邪所引发的疼痛,应当用温热的药物来驱散寒气,寒气散了,疼痛自然也就消除了。因风邪而引发的疼痛,则当祛风;因湿邪而引发的疼痛,又当利湿。因燥邪而引发的疼痛,应当润燥;因气血瘀滞而引发的疼痛,应当疏通。因正气虚弱而引发的疼痛,应当补益;因邪气壅实而引发的疼痛,应当泻实。因脓血郁积而导致的闭塞,应当开通;因腐肉侵蚀而导致的溃破,应当清除。阴阳不和的,应当调和阴阳;经络秘涩不畅的,应当疏通经络。临证之时应当随机应变,灵活变通,这才是高明的医生,不可以一味拘泥经典处方而不知权衡变通。

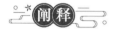

阐释

本文选自《景岳全书·卷四十六·外科钤上·定痛》(见张景岳著《景岳全书》,人民卫生出版社,2011年版)。

"权"在中华传统文化中有诸多含义,其中包含了"变通,不依常规"之意,比如在《孟子·离娄上》中写道"男女授受不亲,礼也;嫂溺援之以手者,权也"。表达了在具体场景中要善于变通、灵活应对。医家在开展诊治时,针对复杂的病情,应精准识别病因,做到随机应变,辨证施治,才能取得良好疗效。

张景岳认为"临病制宜,自有方法",在治疗过程中,医家应根据患者的具体病情和体质特点,了解患者,尊重患者,注重个体差异而非照本宣科,才能提高诊疗的精准度和治疗的效果。医者在行医过程中,应仔细诊察,精准分析其引发的原因。相同病症,可能引发的原因却是完全不同的。比如疼痛,引发的原因很多,治疗的对策也必然不同。热毒用寒凉之药,寒邪用温热之剂,因风而痛者除风,因湿而痛者导湿。只有明确病因,医者才能有针对性地加以诊治,从而药到病除。

在诊治中,张景岳提出"不可执方而无权"。医者在为患者治疗时,不能拘泥于固定的方剂或方法,而应灵活变通,根据患者的病情变化及时调整治疗方案。中医认为个体生命之间存在必然的差异。比如每个人的体质存在不同,"体质"是"指人体生命过程中,在先天禀赋和后天获得的基础上所形成的形态结构、生理功能和心理状态方面综合的、相对稳定的固有特质"。医者在为患者诊治时,要充分考虑患者的个体性,结合体质状况,谨慎诊察,为其制定最适合的治疗方案。正如张景岳所强调,医家应依据患者的实际病情,精准查找病因,灵活开展治疗,懂得随机应变,才称得上是医术高明的医生。

医德高尚的医者既要阅读经典理论,掌握治疗方法,在临床实践中又不能陷入本本主义和经验主义的泥潭。同样的病症,病因不尽相同;同样的病因,呈现的症状也会因患者体质不同而有差异。在问诊看病时,医者应关注患者的个体差异和病情变化,具体情况具体分析,根据实际情况灵活变通,结合患者的实际情况来制定诊疗方案,以此才能提高疗效,为患者减轻病痛。

毋怀妒忌，大发婆心

〔清〕雷丰

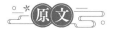

　　尝观世之同行，每多嫉妒，行行犹可，惟医道中最为甚焉。夫医以苏[1]人之困，拯人之危，性命为重，功利为轻，而可稍存嫉妒哉！奈何今之医者，气量狭窄，道不求精，见有一神其技者则妒之。妒心一起，害不胜言，或谣言百出，或背地破道，或前用凉药，不分寒热而改热，前用热药，不别寒热而改凉，不顾他人之性命，惟逞[2]自己之私心，总欲使有道者道晦[3]，道行者不行，以遂[4]其嫉妒之意。每见病家，患温热之病，医者投以辛凉、甘凉，本不龃龉[5]，但服一、二剂，未获深中，病者见热渴不已，心中疑惧，又换一医，且明告曾延医治，而所换之医，遂不察其病因，见前有寒凉之药，便咎[6]前医用寒凉之害，不辨证之寒热，脉之迟数，舌苔黄白，小水[7]清浊，竟乱投温热之方，不知温热之病，得温热之药，无异火上添油，立刻津干液涸，而变生俄倾。倘前用热药，以治其寒，亦咎其用热药之害，总不辨其为寒为热，乱用寒凉之方，不知寒证服寒凉，犹如雪上加霜，立使阳亡气脱，而变在须臾，直至垂危，尚怨前医之误，可胜悼哉！然亦有明驳前医，暗师前法，而获效者，竟尔居功,索人酬谢,若此重财轻命,只恐天理难容。奉劝医者,毋怀妒忌,大发婆心[8],则幸甚矣!(《时病论·附论·医家嫉妒害人论》)

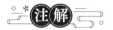

[1]苏:缓解,解除。

[2]逞:炫耀、施展(多指坏事)。

[3]晦:不明显、隐藏、埋没。

[4]遂:完成、成功。

[5]龃龉:上下牙齿对不齐,比喻意见不合,互相抵触。

[6]咎:责备,追究罪过。

[7]小水:中医文献中指小便。

[8]婆心:慈悲善良的心地。

我曾观察世间各行各业中,常常多见嫉妒之心,这几乎在各行各业都存在,但唯独在医学界中表现得最为严重。医生以解除病人的困苦、挽救病人的危难为职,救人性命为重,功名利禄为轻,又岂可稍存嫉妒之心呢?然而现在的一些医生,气量狭小,医术不求精进,一旦发现有人医术神奇高超便心生嫉妒。嫉妒之心一旦产生,其害处难以言表,有的医生散播谣言,有的则在背后诋毁,前医若用凉药,他便不分病证寒热改用热药;前医若用热药,他便不别寒热改用凉药。不顾病人的性命安危,只为了满足自己的私欲,总想着让有医道的人医术被埋没,让推行医道的人无法施展医术,以此来满足自己的嫉妒心理。我常常见到患有温热病的病人,前医投以辛凉、甘凉之药,这本是符合病情的,只服用了一二剂,病情未见明显好转,病人因持续发热口渴而心生疑虑，于是更换医生，并且明确告知他自己曾邀请过医生治疗。新换的医生，不诊察患者的病因，见前医用了寒凉之药，便指责前医用寒凉药的害处，不仔细辨别病人的寒热，不查看脉象的迟数，舌苔的黄白，小便的清浊，竟然胡乱投以温热之方。殊不知，温热病服用温热药，无异于火上浇油，立刻会导致津液干涸，病情迅速恶化。若前医用温热之药以治疗寒证，他便指责前医用热药的害处，同样不辨病证的寒热，胡乱使用寒凉之方，殊不知寒证服用寒凉药，如同雪上加霜，立刻会导致阳气消亡而气脱，病情急转直下。直到病人病情垂危，还埋怨前医误诊误治，这真是令人痛心啊！然而，也有表面上反驳前医的诊治，暗地里却采用前医方法的医生，结果病情好转，他却将功劳据为己有，向病人索要酬谢。这种重财轻命的行为，只怕天理难容。我奉劝各位医生，切勿心怀嫉妒，应大发慈悲之心，这将是莫大的幸事！

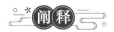

本文选自《时病论·附论·医家嫉妒害人论》（见雷丰撰《时病论》，人民卫生出版社，2007 年版）。雷丰（1833—1888），字松存，号少逸、侣菊，清代著名温病学家。祖籍福建浦城，后随父辗转徙居浙江，先迁龙游，再迁衢县。雷丰幼承父训，推崇《内经》之学，历览诸家医书，引申触类，结合长期实践，以一年中杂病少而时

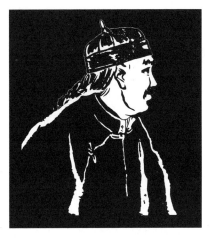

病多，且前人论时病之书甚少，遂加意精研时病，颇有心得。其曰："是为时医必识时令，因时令而治时病，治时病而用时方，且防其何时而变，决其何时而解，随时斟酌"，因撰《时病论》八卷，以论四时温病为主，并兼及疟痢、泄泻诸证，每病之后又附有个人验案，亦为温病学中

重要而切于实用之著作。

这段文字是对当时或历史上存在的医者嫉妒心和不负责任行为进行的深刻反思和批判。通过对这些不良行为的揭露和批判，旨在阐述医者的职业道德、医术精进的重要性以及医患关系中的伦理规范。在古代中国，医学家们非常注重医德的传承与培养。他们不仅追求医术的精湛，更重视医者内心的修养与品德。

社会诸行业内的确常存有嫉妒之事，但医疗行业的嫉妒现象后果尤为严重。医生本应致力于缓解人们的痛苦，拯救生命于危难之中，将患者的性命放在首位，而将个人的功名利禄置于次要位置。然而，现实中却有不少医者心胸狭隘，不求医术精进，反而对技艺高超的同行心生嫉妒。嫉妒心一起，其危害无穷。嫉妒者可能会散布谣言，暗中破坏同行的声誉，甚至在医疗实践中故意采取错误的治疗方法，以损害同行的名声。他们不顾及患者的生命安危，只为了满足自己的私心，企图使有真才实学的医者名声黯淡，使医术高明者无法施展才华。

作者通过两个具体案例来说明嫉妒心在医疗实践中的危害。一是患者更换医生，新医不仔细分析病因，就盲目诋毁否定前医，使用与前医相反的诊治方案，使病情恶化。另一种情况是，新医虽表面上指责批评前医，但实际上却暗中采用了前医的治疗方法并取得了效果，然后却将功劳归于自己，向患者索取酬谢。这两种医疗实践中的嫉妒之心，使患者轻则伤财，重则害命，带来的危害极大。明代医家龚廷贤对当时医家诋毁同道的现象也进行过批评。他指出，有一些医者总是喜欢夸赞自己的医术高明，同时宣扬同行的短处与不足，这是德行缺失的表现。

在古代，医疗环境相对复杂，医疗资源有限，医患关系也相对紧张。在这样的背景下，医者之间的竞争和嫉妒心理可能更容易滋生。同时，由于医疗技术的局限性和患者病情的多样性，医者在治疗过程中也可能面临更多的挑战和不确定性。这些因素都可能导致常有医者不负责任的行为出现。因此，作者恳切地劝告医者要摒弃嫉妒心态,同行之间相互欣赏、相互包容、相互学习、共同提高,以慈悲为怀,将患者的生命健康放在首位。只有这样,医疗行业才能健康发展,患者的生命才能得到更好的保障。"医为仁道",济世救人是医家共同的理想和使命。医家共同承传岐黄之学,本来就是同道中人,志同道合,本应当相互尊重、相互支持,而不应相互诋毁、相互拆台。

当今,在对医务人员的培养过程中,同样既要重视技术水平的精进,也要重视医德的塑造和人文素养的提升。

毋怀妒忌,大发婆心

究四诊而治病，毫不自欺

〔清〕雷丰

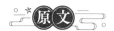

　　医者依也，人之所依赖也。医毋自欺，斯病家有依赖焉！夫医之为道，先详四诊，论治当精，望色聆音，辨其脏腑之病，审证切脉，别其虚实而医，若此可谓毋欺也。至临证之时，细分部候，知其何为浮主表病，沉主里病，迟主寒病，数主热病，何为人迎脉大之外感，气口脉大之内伤，更须望其青、赤、黄、白、黑五色之所彰，闻其角、徵、宫、商、羽五音之所发，问其臊、焦、香、腥、腐五气之所喜，以明其肝、心、脾、肺、肾五脏之病因，而用其酸、苦、甘、辛、咸五味之药饵，能如是者，何欺之有？惟其一种庸[1]流，欺人妄诞[2]，见病人有寒热者，一疑其为外感，欺病家不知诊法也，不别其脉之虚实，而浪[3]投发散之剂。又见病人有咳嗽者，一疑其为虚损，欺病家不谙医理也，不辨其体之强弱，而恣[4]用补益之方。至于五色五音五气，一概不知审察，焉能明其五脏之病，而用其五味之药乎？如是者，不独欺人，实为自欺。彼愚夫愚妇受其欺者，本无足怪，至文人秀士，亦受其欺，殊为可笑。见人喜补者，遂谓虚衰；喜散者，遂云外感；畏热药者，便用寒凉；畏凉药者，便投温热，顺病人之情意，乱用医方，竟不读《灵》、《素》以下诸书，全用欺人之法。噫！医之为道，死生攸[5]系，一有欺心，即药饵妄投，存亡莫卜[6]，奈何济人之方，竟视作欺人之术也。吾愿医者，必须志在轩岐[7]，心存仲景，究四诊而治病，毫不自欺，方不愧为医者也。(《时病论·附论·医毋自欺论》)

[1]庸：愚笨，不高明的。

[2]妄诞：狂妄，放肆。

[3]浪：孟浪。鲁莽、轻率之意。

[4]恣：恣意。任意、任性、随意之意。

[5]攸：助词。用在动词前面，组成名词性词组，相当于"所"。

[6]卜：预测，预料。

[7]轩岐：黄帝轩辕氏与其臣子岐伯的合称。他们被视为中医学的始祖。

语译

"医"这个字也有"依"的含义，是人们所依靠的对象。医生不能自欺，这样病人才能够真正有所依赖！医生实行医道，首先要详尽地进行望、闻、问、切四诊，论治必须精准无误。通过观察病人的面色、听其声音，来判断其脏腑的病变；详细审察病证、切按脉象，以辨别病证的虚实，从而施治。若能这样就能称为不自欺了。在实际诊治时，更要细致区分脉象的每一部候各自所反映的病情，知晓什么是浮脉主表病，沉脉主里病，迟脉主寒病，数脉主热病，什么是人迎脉大的外感病，气口脉大的内伤病等。同时，还需望诊病人青、赤、黄、白、黑的五色显现，听诊病人角、徵、宫、商、羽的五音变化，问诊病人臊、焦、香、腥、腐的五气喜好，以此来明确肝、心、脾、肺、肾五脏的病因，进而选用酸、苦、甘、辛、咸五味相应的药物进行治疗。如果医生能做到这些，又怎会存在自欺呢？然而，偏偏有些庸医，自欺欺人，荒诞不经。遇到病人有恶寒发热症状，就一概轻易判断为外感疾病，欺瞒病家不懂诊断疾病的方法，不分辨病人脉象的虚实，就随意使用发散之方药。遇到病人咳嗽，便一概认为是虚损，欺骗病家不懂医理，不辨病人体质的强弱，而滥用补益之方。至于五色、五音、五气等重要的诊断依据，一概不知道去诊察，又怎能明确五脏的病变，并准确地使用五味的药物呢？像这样的庸医，不仅欺骗了病人，更是欺骗了自己。那些愚昧的男女被欺骗，本来也不足以让人感到奇怪，但就连文人雅士也受他们蒙骗，就尤其可笑了。这些庸医见病人喜欢温补药，就说他是虚衰致病；见病人喜欢用发散药，就说他是外感致病；病人怕热药，就用寒凉药；病人畏凉药，就用温热药。他们完全顺从病人的意愿，胡乱使用方药，竟然连《灵枢》《素问》以来的诸多医学经典都不去研读，完全是用欺骗的手法行医。唉！医道关乎生死，一旦心存欺诈，就会导致乱用药物的现象，病人的生死难以预料。为何本是救人的药方，竟被当作欺人的手段呢？我衷心希望每一位医者，都能以黄帝、岐伯为榜样，心怀张仲景的医德，深入研究四诊之法来治病救人，丝毫不自欺欺人，这样才无愧于"医者"的称号。

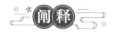

本文选自《时病论·附论·医毋自欺论》（见雷丰撰《时病论》，人民卫生出版社，2007年版）。

本文旨在阐述医者的职业道德、医术精进的重要性以及医患关系中的伦理规范。在古代中国，医学家们非常注重医德的传承与培养。他们不仅追求医术的精湛，更重视医者内心的修养与品德。

《医毋自欺论》一文深刻阐述了医者应具备诚实严谨的品质与责任感，指出自欺欺人的行为所带来的严重后果。首先，文章开篇即强

浙派医家论医德医风

调医者的重要性——"医者依也,人之所依赖也"。医者作为人们健康与生命的守护者,其行为举止、诊断治疗都直接关系到患者的生命安危。因此,医者必须时刻保持高度的责任心,不容许有丝毫的自欺行为。接着,文章详细描述了医者应该如何做到"毋自欺"。医者需要通过详尽的四诊(望、闻、问、切)来准确判断病情,精确论治。在望色聆音、审证切脉的过程中,医者必须细致入微,辨别虚实,才能作出正确的诊断和治疗。这种严谨的态度和精湛的技术,是医者不自欺的体现。然而,文章也指出了现实中存在的医者自欺现象。一些庸医为了欺骗患者,不顾患者的实际情况,盲目投药,甚至顺应患者的意愿而乱用医方。这种行为不仅欺骗了患者,更是对医者自身职业道德的背叛。这种自欺行为不仅损害了患者的利益,也败坏了医者的声誉。最后,文章以"吾愿医者,必须志在轩岐,心存仲景,究四诊而治病,毫不自欺,方不愧为医者也"作为结尾,表达了对医者的殷切期望,这也是医者实现自我价值、赢得社会尊重的必由之路。

究四诊而治病,毫不自欺

读医方者,当推上圣养民设教为意

〔北宋〕陈无择

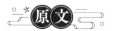

国家以文武医入官,盖为养民设。未有不自学古而得之者,学古之道,虽别而同。为儒必读五经三史,诸子百家,方称学者。医者之经,《素问》《灵枢》是也;史书,即诸家本草是也;诸子,《难经》《甲乙》《太素》《中藏》是也;百家,《鬼遗》《龙树》《金镞刺要》《铜人》《明堂》《幼幼新书》《产科保庆》等是也。儒者不读五经,何以明道德性命,仁义礼乐;医不读《灵》《素》,何以知阴阳运变,德化政令。儒不读诸史,何以知人材贤否,得失兴亡;医不读本草,何以知名德性味,养生延年。儒不读诸子,何以知崇正卫教,学识醇疵[1];医不读《难》《素》,何以知神圣工巧[2],妙理奥义。儒不读百家,何以知律历制度,休[3]咎[4]吉凶;医不读杂科,何以知脉穴骨空,奇病异证。然虽如是,犹未为博,况经史之外,又有文海类集,如汉之班、马,唐之韩、柳,及我大宋,文物最盛,难以概举,医文汉亦有张仲景、华佗,唐则有孙思邈、王冰等,动辄[5]千百卷,其如本朝《太平圣惠》《乘闲集效》《神功万全》备见《崇文》。《名医别录》岂特汗牛充栋[6]而已哉?使学者一览无遗,博则博矣,倘未能反约,则何以适从。予今所述,乃收拾诸经筋髓,其亦反约之道也。读医

方者,当推上圣养民设教为意,庶不负于先觉[7]也。(《三因极一病证方论·卷二·太医习业》)

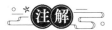

[1]疵:缺陷,缺点。

[2]神圣工巧:出自《难经·六十一难》,是望、闻、问、切四种方法的别称。

[3]休:欢乐,喜庆,吉祥。

[4]咎:过失,罪过,凶,灾祸。

[5]动辄:出自《后汉书·南匈奴传》。意思是指动不动就。

[6]汗牛充栋:出自《陆文通墓表》。形容书籍非常多,以至于运输时牛累得出汗,存放时书籍堆满屋子,通常用于描述藏书极为丰富。

[7]先觉:事先认识觉察的人、觉悟早于常人的人。这里指前贤、先贤、先哲。

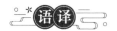

国家通过选拔有文、武、医学才能的人才来担任官职,主要是为了养育百姓而设立的。而这些人才没有不通过学习古代经典而成就的。学习古代经典的方法,虽然有所区别但本质是相通的。作为儒生,必须研读五经、三史以及诸子百家的著作,才能称得上是有学识的人。对于学习医学的人而言,医学的经典就是《素问》和《灵枢》;医学的史书,就是各家本草类著作;医学的诸子著作,包括《难经》《甲乙》《太素》《中藏》等;医学的百家著作,则涵盖《鬼遗》《龙树》《金镞刺要》《铜人》《明堂》《幼幼新书》《产科保庆》等。学习儒学的人不读五经,怎能明了道德性命、仁义礼乐的精髓?学习医学的人若不读《素问》和《灵枢》,又怎能掌握阴阳变化的规律以及五行之气的正常运行规律与表现形式？学习儒学的人不读历史典籍，怎能判断人才的贤拙、历朝历代的兴衰得失？学习医学的人若不读本草著作，又怎能了解药物的性质、功效以及养生延年的方法？学习儒学的人不读诸子百家的书籍，怎能树立正确的价值观、分辨学识的纯正与瑕疵？学习医学的人如果不读《难经》《素问》等经典，又怎能精通望闻问切等诊断方法和深奥巧妙的医理？学习儒学的人不读各类杂书，怎能通晓律历制度以及预判吉凶祸福？学习医学的人如果不广泛涉猎医学杂科，又怎能熟知经脉穴位、骨骼结构以及各种奇病异证的诊疗？然而，即便如此，也还不能说已经学问广博了。何况在经史之外，还有浩瀚的文海，如汉代班固、司马迁，唐代韩愈、柳宗元等大家的作品，到了我大宋王朝，文化繁荣最为隆盛，难以一一列举。在医学领域，汉代有张仲景、华佗，唐代有孙思邈、王冰等，他们的著作动不动就成百上千卷，以及本朝的《太平圣惠》《乘闲集效》《神功万全》等，都收录在《崇文总目》中。《名医别录》等著作更是汗牛充栋，数不胜数。如果让学者将所有这些都看遍，虽然广博，但若不能融会贯通、由博返约，又该如何选择和应用呢？我现在所论述的这些，正是从众多经典中提炼出的精髓，也是一种由博返约的方法。学习医方的人，应当怀着上古圣贤养育百姓、设立教化的初心，这样才不辜负先哲的智慧和教诲。

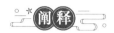

本文选自《三因极一病证方论·卷二·太医习业》（见陈无择著《三因极一病证方论》，中国医药科技出版社，2011年版）。陈无择（1131—1189），名言，以字行，原籍宋青田鹤溪（今景宁县鹤溪镇）。长期居住温州，行医济世。他精于方脉，医德高尚，医技精良，学术造诣深邃，从事医学理论研究，并多著书立说。因此，不但求医者众，受业者更是纷至沓来。陈无择《三因极一病症方论》书中首论脉诊、习医步骤及致病三因，次以三因为据载列临床各科病证的方药治疗。陈氏

"三因学说"将病因归为三类,把六淫致病归于外因,七情致病归于内因,其他则一律归于不内外因,使病因学说更加系统化,成为后世论说病因的规范。全书论述精审,多有心得发明,所列方药乃由作者精选而成,非一般杂收并蓄、汇聚成方者可比,故此书在理论研究和临床应用上都具有较高的参考价值。由于他的名著

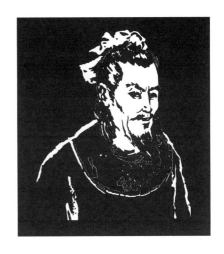

《三因极一病证方论》为永嘉医派奠定了学术基础,因此,陈无择也被称为永嘉医派的创始人。

这段文字深刻阐述了医学与儒学之间的紧密联系,强调了作为一名优秀的医生,不仅需要精通医学经典,还需广泛涉猎儒家经典、史书、诸子百家以及各类杂科知识。这一观点既体现了古代中医教育的全面性和深度,也揭示了中医学作为一门综合性学科的独特魅力。

作者阐释了医学与儒学并重的观念。文中开篇即指出,国家设立文武医官职,旨在养民;而成为一名合格的医生,必须通过自学古代经典来获得知识。这里的"学古之道",既包括医学的经典如《素问》《灵枢》,也包括儒家的五经三史、诸子百家等。这种医学与儒学并重的观念,体现了古代中医教育对人文素养的重视,也说明了医学不仅仅是一门技术,更是一种文化和哲学的体现。

作者强调了学习医学经典的重要性。文中详细列举了习医者需要学习的经典著作,包括《素问》《灵枢》等医学基础理论书籍,以及《难经》《甲乙》《太素》《中藏》等临床实践指导书籍。这些经典著作是医学知识的宝库,也是培养医学思维和临床能力的关键。通过学习这些经典,习医者可以掌握阴阳运变、德化政令等医学基本原理,也能了解神圣工巧、妙理奥义等临床技巧。

作者指出医学与儒学有相互促进的作用。通过学习五经三史,医

者可以明道德性命、仁义礼乐,从而培养出高尚的医德和人文关怀精神;通过学习诸子百家,医者可以知崇正卫教、孝识醇疵,从而提升自己的文化素养和审美情趣。这种医学与儒学的相互促进,有助于培养出更加全面、优秀的医学人才。

作者强调了博学与反约的关系。虽然医者需要博学多才,但更重要的是要能够反约,即将所学知识融会贯通,形成自己的见解和体系。这种反约的能力,是习医者从初学者成长为专家的关键。作者通过收拾诸经精髓,为读者提供了一个反约的范例,也鼓励习医者在学习过程中要注重思考和总结。

《太医习业》一文深刻阐述了医学与儒学的交融之道,强调了医者需要具备广博的知识和深厚的文化底蕴。这种教育理念对于今天的医学教育仍然具有重要的启示意义。在当今社会,随着医学技术的不断发展和医疗模式的转变,医学生更需要具备全面的素质和能力,以应对复杂多变的医疗环境和患者需求。因此,我们应该借鉴古代中医教育的成功经验,注重培养医学生的人文素养和综合素质,为培养更多优秀的医学人才贡献力量。

读书以明理，明理以致用

〔清〕王士雄

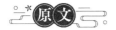

　　余纂《温热经纬》一书，详辨温热暑湿之异于正伤寒[1]。因古人但以寒为肃杀之气，而于暑热甚略也。然严寒易御，酷暑难消。热地如炉，伤人最速。按徐后山《柳崖外编》云：乾隆甲子五六月间，都城大暑，冰至五百文一斤，热死者无算，九门出椁[2]，日至千余。又余师愚[3]《疫疹一得》云：乾隆戊子、丙午、壬子、癸丑等年，暑疫流行，率用大剂石膏，救全不少。纪文达[4]公云：乾隆癸丑，京师大疫，以景岳法治者多死，以又可[5]法治者亦不验。冯星实姬人呼吸将绝，桐城医士投大剂石膏药，应手而痊，踵[6]其法者，活人无算，盖即师愚也……若王予中[7]《太史白田集》内谓承气、白虎[8]，孰非为即病之伤寒设，岂可以治温暑？噫！太史虽深究于理学，殆未深究于医学乎？至石膏辨[9]云：目击受石膏之害者甚多，深以缪仲淳、袁体庵为不可法[10]，是亦书生之见也。

　　夫停食不消，因而致死者多矣，岂可归罪于五谷，以为神农、后稷作俑，而令天下之人辟谷[11]耶？况物性中和，莫如谷矣，而霍乱痧胀[12]，一口米汤下咽，即难救治。故一病有一病之宜忌，不可舍病而但以药之纯驳[13]为良毒也。补偏救弊，随时而中[14]，贵于医者之识病耳。先议病，后议药，中病即是良药。况石膏无毒，甘淡而寒，善解暑火燥热无形之气，凡大热、大渴、大汗之证，不能舍此以图功[15]。若兼胸闷腹胀者，须加辛通开泄之品以佐之。

第读书以明理，明理以致用，苟食而不化，则粗庸偏谬，贻害无穷，非独石膏为然矣。搢绅先生[16]博览之余，往往涉猎岐黄家言，或笔之于书，或参赞[17]戚友之病，世人因信其知儒，遂并信其知医，孰知纸上谈兵，误人不浅，吕晚村是其尤者也。安得如徐洄溪者，一一而砭之哉？（《潜斋简效方·〈温热经纬〉论暑略》）

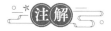

注解

[1]正伤寒：指广义的伤寒，即外感热病的总称。

[2]九门：古制天子所居有九门，代称京城。出榇，出殡。榇，棺材。

[3]余师愚：名霖，清代医学家，善用石膏，疗效卓著。

[4]纪文达：即纪昀，字晓岚，谥文达。清代学者、文学家。官至礼部尚书、协办大学士，曾任四库全书馆总纂官，纂定《四库全书总目提要》。

[5]又可：即吴有性，字又可，明代传染病学家。著有《瘟疫论》。

[6]踵：追随，引申为继承。

[7]王予中：名懋竑，清代学者。曾任翰林院编修，故称"太史"。

[8]承气、白虎：承气汤和白虎汤。二方均出自《伤寒论》，方中用石膏清里热泻胃火。王懋竑认为承气汤和白虎汤均为治伤寒而设，温热暑湿异于伤寒，故此二方不能治暑温。

[9]石膏辨：明代医家缪希雍在其所著《神农本草经疏》中主张重

浙派医家论医德医风

用石膏,王懋竑作《石膏辨》一文,反对此说,阐述己见。被王孟英称之为"书生之见"。

[10]缪仲淳:即缪希雍,字仲淳,号慕台,明代著名医药学家。袁体庵,即袁班,苏高邮人,明末医家。法,效法。

[11]辟谷:不食五谷杂粮。中医养生方法。

[12]痧胀:指因感受风寒暑湿之气,或因接触疫气、秽浊邪毒以及饮食不洁所引起的一种季节性病证。又称痧气。

[13]驳:药性混杂不纯,与"纯"相反。

[14]中:此为"治愈"义。

[15]图功:谋取功效。

[16]搢绅先生:指高官,此处含有嘲讽的意味。

[17]参赞:参与协助。

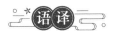

我编纂《温热经纬》一书,详细辨析了温热、暑湿与广义伤寒之间的不同。因为古人往往只将"寒"作为肃杀之邪气,而对于"暑热"则相对忽视,论述甚略。然而,严寒虽然猛烈但相对容易抵御,酷暑却难以消除。酷热之地如同火炉,对人的伤害最为迅速。据徐后山《柳崖外编》记载:乾隆甲子年的五六月间,都城遭遇大暑,冰块的价格高达五百文一斤,因酷热而死的人不计其数,每日从京城运出的棺材多达千余具。此外,余师愚在《疫疹一得》中提到:乾隆戊子、丙午、壬子、癸丑等年,暑疫流行,他采用大剂量石膏进行治疗,挽救了许多生命。纪晓岚也曾说:乾隆癸丑年,京城暴发大瘟疫,使用张景岳法治疗的患者多数死亡,而用吴又可法治疗的效果也不明显。适时,冯星实的姬妾病重,呼吸几乎断绝,桐城的一位医士投用了大剂量的石膏药,结果立即见效,病人痊愈了。后来继承他这一方法的医生,也救活了许多人。这位医士其实就是前面提到的余师愚……然而,王予中在《太史白田集》中说：承气汤和白虎汤，难道不是用来治疗即时的伤寒病吗，怎么能用来治疗温热和暑病呢？唉！太史虽然对理学有深入研究，但恐怕在医学方面还未深加研习吧？他在"石膏辨"中谈及的，亲眼见到很多病人因误用石膏而受害，由此便坚持认为缪仲淳、袁体庵重用石膏的方案不可效法，这恐怕也只是书生之见啊。

许多人因食物停滞不消化导致死亡，这怎么能归咎于五谷杂粮呢？难道要责怪神农和后稷开创了农耕，让全天下的人们都禁食五谷吗？况且论物性的中正平和，没有比得上五谷杂粮的。然而，在霍乱和痧胀等疾病中，一旦喝下米汤，病情就可能难以救治。因此，每种疾病都有其特定的宜与忌，不能抛开病情而单纯以药物的纯净或驳杂来判断其好坏。关键在于医生对病情的准确判断，补其不足，纠正偏差，随证而治，病方可愈。所以诊病时应当先讨论病情，再讨论用药，只要药物对证，能治愈疾病，那就是良药。更何况石膏无毒，性味甘淡而寒，擅长清解暑火燥热等无形邪气。凡是出现大热、大渴、大汗等症状，都不能舍弃这味药来谋求疗效。如果还伴有胸闷腹胀，那就还须加入辛通开泄的药物来辅助治疗。

读书的目的是为了明白其中的道理，而明白道理则是为了实际应用。如果读书只是囫囵吞枣，不加以消化理解，那么就会变得粗浅庸俗，甚至产生偏颇谬误，留下无穷无尽的祸患，而不仅仅局限于石膏这一味药的使用上。士大夫们在博览群书之余，往往也会涉猎一些医学知识，有的还会将其记录下来，或者参与协助亲友的疾病诊治。世人因为相信他们的儒学造诣，便也一并相信了其在医学上的见解。殊不知他们中有许多人只是纸上谈兵，没有用药或诊疗的经验，这样只会误人性命，害人不浅！吕晚村便是突出之例。世界上哪里还能有像徐洄溪这样的人，能够一针见血地指出并纠正这些错误啊！

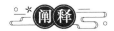
阐释

　　本文选自《潜斋简效方·〈温热经纬〉论暑略》,(见王孟英撰《王孟英医学全书》,山西科学技术出版社,2015 年版)。王士雄(1808—1863),字孟英,幼字籛龙,晚号梦隐,又号随息居士、潜斋,晚号睡乡散人,祖籍浙江海宁盐官,后迁居钱塘(今杭州),清代中医温病学家。《温热经纬》是 19 世纪 60 年代一部集温病学大成的著作。该书汇集了温病学一些重要著作的原文,并对温病的理论、证治进行了深入、系统的论述,还收录了一些在临床上用之有效的方剂,融贯宏通,独具创见。

　　王孟英在文中讲述了余师愚深入辨析温热、暑湿与正伤寒的区别,用大剂石膏治暑疫,提出"温热暑湿之异于正伤寒",认为热病"伤人最速",目的是为引起医家重视。但是世人多有误解,比如王予中太史在《白田集》中却质疑说:承气汤和白虎汤,哪一样不是治疗即刻发生的伤寒,怎能用来治疗温病和暑病呢? 也有人目睹了很多人因石膏受害,便怪罪石膏,认为这种治疗方法不可效仿。任何一味药材,都有其对应的适应症和禁忌症。不能抛开疾病本身,仅凭药物的性质来判定其好或坏。如果医者自身医术不精,使用不当,自然达不到预期疗效。先诊断病情,再议定用药,能针对病情的就是良药。药材本就纯良,关键看医者是否精通其功效,精准诊断患者的病症并加以诊治。就像有的人食用五谷后会消化不良,严重者甚至出现死亡,这能怪罪于五谷吗? 进而因噎废食,呼吁天下人都辟谷? 五谷性情是非常温和的,这并非五谷的过错,只能怪食用之人使用不当。药材本就纯良,只要对应病症,使用得当,才能将其自身功效发挥出来,帮助患者减轻病痛;如果不是对应病症,或者用法不当,肯定会影响功效,甚至祸害患者。补充偏失,纠正弊端,需要随时调整,关键在于医生的诊病能力。

　　医德好的根本出发点和最终落脚点在于解决患者的病痛。医者应勤于读书，夯实医学理论基础，对医学理论要有深刻理解和精确掌握，全面掌握每一味药的功效和禁忌。明于医理，更要学以致用。固持"书生之见"的人只会"纸上谈兵"，害人匪浅。在行医之时，用药之前，应对病症予以充分观察和诊断，辨析病症之间的差异，洞悉治病的根本原因，这是精准用药的前提。若是病情未能全面掌握，病因未能精准查找，却草率添加药材，肯定达不到预期疗效，甚至会祸害患者。医者不可食古不化，要勤于总结临床经验，勇于开拓创新，也要有批判性思维，不能仅凭个人偏见或道听途说来判断药物的好坏，而应以事实为依据，在经典医籍和临床实践中辨别真伪。

施效验良方，平时须合应验丹药

〔清〕黄凯钧

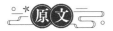

施效验良方，平时须合应验丹药。遇急病者，请致即行（迟速时刻，生死有关）。诊脉不轻率任意。不因贵药，辄减分数。不因酬薄，迟滞其往。不因错认病症，下药委曲回护[1]。不因祁寒[2]暑雨，惮于远赴。不因饮酒宴乐，托辞不往。耐心替病人诊脉。遇贫病者，捐药施治。不因循用药，迟其痊愈（病本易治，而用无关紧要之药以图厚谢，外科尤甚，怀[3]良心，丧天理，不可不戒）。不用霸道劫剂，求其速效。不乘人重病险疮，揩[4]勒厚谢。不妄惊病家。不卖假药误人病。不轻忽临危病人。不厌恶秽恶病患。不与同道水火[5]，误及病人。不用堕胎药。不忌时医，辄生毁谤。不认病失真，强用峻剂。可以步行，不必舟舆[6]，费人财物。不待药资，然后发药。以上廿四条，业斯道者，能反而求之，后福无穷矣！（《友渔斋医话·橘旁杂论上卷》）

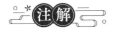

[1]回护：回避袒护。

施效验良方，平时须合应验丹药

[2]祁寒：大寒。

[3]怀：当为"坏"字。

[4]揹：强迫，刁难。

[5]不与同道水火：与同行和谐相处，不制造矛盾。

[6]舟舆：船和马车。

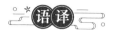

　　医者当行善积德，施有效灵验之良方，以普救含灵之苦。平日里须备有速效应验之丹药，以应急病之需，因顷刻之间关乎生死大事，故征得患者同意后即当速用，万不可轻忽。诊脉之际，须专心致志，不可轻率随意，以免误诊。用药剂量不因药价而增减；酬劳厚薄亦不能影响往诊之迟速。不要因为错认病症，用药之时回避袒护、将错就错。不要因为大寒、大暑、大雨，而忌惮远赴诊治；不要因为饮酒宴乐，而托辞拒绝前往诊视。给病患诊脉时应耐心细致；对贫病交加者，更应捐药施治，不盘剥钱财。用药之道，贵在精准及时，不可因循守旧，延误病情。病本易治者，却用没有关联之药，以此谋求丰厚报酬，此等行为在外科尤为严重，实乃坏良心而丧天理，医者不可不引以为戒。不得用峻药劫剂一味求速效，而罔顾病人机体正气的承受能力。在患者病情危重与恶疮缠身之际，索要丰厚报酬，更是医德沦丧之举。医者亦不可惊扰病人，以免增添其忧虑；更不可售卖假药以误人，或轻忽怠慢临危病人。对于秽浊恶臭病患，亦当一视同仁，不可心生厌恶。同道之间，应和谐相处，共谋医道之发展，切不可构结私怨而误及病人。不可使用堕胎之药。对于当代医生及其理论，当虚心学习，不可动辄毁谤。认病务必求真务实，不可失真而强用峻剂，酿成大错。医者出诊时若可以步行，则不必坐船车而耗费病人财物。至于药资，更不可待其备齐后才发药，否则易贻误病情。以上二十四条为医者之金科玉律，医者若能反躬自省，身体力行，则无论对医生还是病人，都是后福无穷！

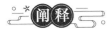

　　本文选自《友渔斋医话·橘旁杂论上卷》（见黄凯钧撰《友渔斋医话》，上海浦江教育出版社，2011年版）。黄凯钧（生于1753年，卒年不详），字南薰，号退庵居士，浙江嘉善人，清代医家。少习儒，年十九丧父，乃钻研岐黄术，立志为医。遇有难治之症则遍阅方书，深有所获。治其母及家人疾均获效，应诊乡里四十余年，辨证立论，博采诸家之长，经验丰富，颇负声誉。

　　黄凯钧在这段文字中提出了作为医生应遵守的二十四条职业道德和行为规范。他认为医者只要能够反躬自省，时刻铭记于心并在实践中遵循这些原则，他们必将获得病人的尊敬以及无穷的福报。

　　这些职业道德一是强调应处理好与患者的关系，医者在为患者诊治时要尊重患者生命健康。医者平时应随身携带经过验证有效的药物，以便在遇到紧急病患时能立即使用，这是设身处地为患者着想，关心患者安危的表现。在为患者诊脉时要谨慎认真，避免任意妄为。不要因为错认病症，在用药时就含糊其辞或回避问题。遇到贫穷的患者，要捐药予以救治。不要因为贪图娱乐，找理由不去为患者救治。不应使用猛烈的药物以求速效。不忽视临危病人，也不应因其病情严重或污秽而心生厌恶。医者还需对自己的行为负责，不因任何外部因素（如药物价格、酬劳多少、天气条件等）而延误病情或降低治疗效果。不用堕胎药。二是强调处理好经济利益关系。医者不要因为酬金少就拖延不给患者治病。不要因为药材贵，就偷工减料减少分量。不应在病人病情危重险恶时，利用病人的困境索要高额酬谢。用药时不能为了赚取钱财而开无关紧要的药。不卖假药误人病。要为患者着想，可以步行，就不坐车，减轻患者经济压力。三要处理好与病人家属的关系。注意沟通方法，不要随意吓唬病人的家属。四要处理好与同行

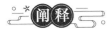

施效验良方，平时须合应验丹药

的关系。不与同行交恶,对于其他医生的诊疗方案,即使有不同的看法,也不应随意诋毁或诽谤。嫉妒、诋毁同行的行为,既体现了医者人品不端,也会影响对患者疾病的诊治。

在医学领域,怀着对生命真诚的关爱和维护之情来行医施治是第一原则。二十四条医者行为准则强调了医者应常怀仁爱之心,充分重视、细致医治每一位患者,做到认真负责、无私奉献,还体现出医者对于死亡的敬畏。医者应对每个生命给予珍视,理解和关怀病人的痛苦。对处在濒于死亡或不可救治的生命末期的病人,医者仍要坚守天地生生之善,尊重和关怀临终患者,使之善生善死。医者既要处理好与患者的关系,也要关心患者家属的感受,处理好同行之间的关系,谨遵职业规范,坚守道德底线,为可为之事,方能树立功德,造福百姓。

治病如救焚，须器械整齐，同心合力，处置有方

〔清〕黄凯钧

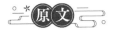

治病如救焚，须器械整齐，同心合力，处置有方，自然手到成功，存乎其人耳。其不能者，盖有大弊十端，列举于后：一曰不辨。阴阳气血表里虚实寒热，此十字是医家纲领；风寒暑湿燥火之外感，劳倦饮食七情之内伤，必须分晰的确[1]，施治方得有效。若胸中茫然，头痛治头，脚酸医脚，此固粗工[2]之不足道也。二曰辨不真。如六淫之邪，知其外感，而所伤何气、所中何经，则又不能分晓。头痛恶寒，知为感冒，而伏邪发泄，不具表症，亦应汗散。凡此之类，难以枚举。若不辨真，与不辨无异。三曰过于小心。孙真人云："小心胆大。"原是至言，相须[3]而不可相离。但一味小心，亦归误事。如实火当清，杯水难胜车薪之火；里急当下，弱弩安及高举之鸿。竟有以水不能制火为无火，射不能中禽为去远，遂改弦易辙，得而复失，良可叹也。四曰粗心胆大。因其平素不学，临症之际，得末忘本。有一医于孟夏治一症，见有畏风自汗，头痛脉缓，竟投桂枝汤，下咽而毙，犹曰："此伤寒明法也。"殊不知霜降后、春分前，犹有伏暑、伏寒阳症，现病相同，况其非时者乎？五曰假立名目。病虽多岐，原可一贯，纵使千变万化，必穷其源。设遇

一二理所难通,沉思莫测,不妨直道相告,推贤任能,切不可不知为知,强立名目,乱投杂治。缘病家知医者鲜,但我不可自欺也。六曰固窒不通。执偏知偏见,固属害事;即援引合节,亦当思地气之各别,天时之不同,膏粱藜藿^[4],体质殊途,但执成法以从事,难其必无弊焉。故先贤以执成方治今病,比以拆旧料改新屋,必经匠手,此圆机^[5]之谓也。七曰性急误事。如膨胀^[6]一症,原有虚实寒热、气血水虫之分,惟虚与寒两种,最难调治,药非一日数剂不瘳^[7]。病家不肯耐性,医家必须明说,少服无效,但服至二三十剂,必有应验,使彼敬信,方能有济。为医最忌当圆勿圆,当执勿执。遇此等症,识见不真,希图速效,往往舍补用峻,或下或疏,以致败事。中风痹痿等症,皆因脏腑虚损,日积月累而成,俱宜缓图,一涉性急,多致不起。八曰贪心损德。疾病侵扰,富贵贫贱,皆所不免。然经营劳力之人,易于受邪,即如时疫流行,多生于饥寒劳役之辈;三症肠癖^[8],亦农夫居多。所谓邪之所凑,其气必虚。予习医有年,所治大半系贫苦之人,药物维艰,安望其报,是必细心切问,和言安慰。若存厌恶,致起轻忽,伤德非细。九曰妄自为能。孙思邈唐季^[9]之真人,其治人疾病,必详问至数十语,必得其情而后已。何后人反智,以三部难形之脉,决人无穷之病,若非浅学无知,必遵古贤之训。十曰虚耗精神。医之为道,首重保生,未有自己不立,而能立人者也。《内经》四气调神诸篇,皆贵怡养。故业斯道者,远酒色财气及一切耗心费神之事,养得一片精明,闲来读书会意,临症至诚聪明。一遇疑难之疾,方能专心构思,志在必得。如是利济^[10],始为仁术焉。较之杂务分心,用意肤浅,奚啻^[11]霄壤^[12]哉?(《友渔斋医话·橘旁杂论上卷》)

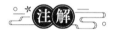

[1] 的确：即明确。

[2] 粗工：医术低劣的医生。

[3] 相须：互相配合。

[4] 膏粱：肥美的食物，指富贵人家。藜藿，粗劣的汤羹，指贫贱之人。

[5] 圆机：圆通机变。

[6] 膨胀：亦称臌胀，指以腹部胀大如鼓，皮色苍黄，腹部青筋暴起为特征的一种疾病。

[7] 瘳：痊愈。

[8] 三疟肠澼：三疟，泛指疟疾。肠澼，亦称滞下、痢疾。

[9] 唐季：唐朝。

[10] 利济：救济，布施恩泽。

[11] 奚啻：何止，岂止。

[12] 霄壤：比喻相去甚远，差别很大。

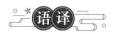

治病如同救火，需器械完备，众人齐心合力，处置得当，方能手到病除，这些都关乎医者的能力。然医者之中自有未能尽善者，其弊约有十处，列举如下。

一、"不辨"。医者当明确阴阳、气血、表里、虚实、寒热之医家纲领，又需细分风、寒、暑、湿、燥、火之外感病因，以及劳倦、饮食、七情之内伤病因，唯有洞悉病情，方能施治有效。若医者胸中茫然，头痛治头，脚酸治脚，这是不值一提的粗浅拙劣之法。

二、"辨不真"。如外感六淫邪气所致的病证，虽然知道系外感病因，但所中何种邪气，中于何种经经，却不能分辨清楚。头痛恶寒固为感冒之症，但伏邪为病、不具表证的患者，亦当汗解。凡此种种，难以尽述。若医者辨之不真，实则与不辨无异。

三、"过于小心"。孙真人曾说："小心胆大。"此言至理。小心与胆大相辅相成，不可偏废。医者若一味小心，则与一味胆大无异，亦可误事。如实火者法当清泄，若使用的清热药药力过缓，则如杯水难灭车薪之火；里急者法当泻下，若使用的泻下药药力过缓，则如无力之弓弩不及高飞之鸿鸟。无奈的是，竟有如此医者，将水不能制火误认为是无火，将弓弩无法射中鸿鸟误认为是距离太远，于是改变了治法，方才隐约可见的疗效便得而复失，真是悲哀可叹啊。

四、"粗心胆大"。医者平日疏于学问，临症时常本末倒置。例如孟夏之时，一医见患者畏风自汗，头痛脉缓，竟轻易投以桂枝汤，不料患者下咽即毙，医者仍言此乃伤寒之明法，殊不知时令变迁，病情亦异，霜降之后，春分之前，尚有伏暑伏寒之阳证，其与桂枝汤证虽临床表现相似，但本质却截然不同。

五、"假立名目"。疾病虽多变，必有其一以贯之的本源，医者当追根溯源，方能准确辨证，对症下药。假设遇到疑难杂症，用简单医理难以解释，此时应对病人坦诚相告，将病人举荐给更专业、更有能力的医生，切莫不懂装懂，勉强诊断，盲目治疗。尽管病人大多对医学知识缺乏了解，但医者却绝不可以自欺欺人。

六、"固窒不通"。医者固执己见、泥于成法而不知变通，固然会妨碍治病；但即便是应用符合规律的治法，也应考虑地域差异、不同季节的气候特点，以及人们饮食条件（如富贵人家的美食与贫苦百姓的粗粮）和体质的差异。一味按照定法成方治疗疾病，很难保证不会出现问题。因此，先贤们把"用成方治今病"的现象比作"拆下旧材料来改造新房子"，这样的工作只有经验丰富的工匠，才能灵活应对各种情况，此即所谓"圆机活法"的重要意义。

七、"性急误事"。如使腹部胀大的臌胀病，原本就有虚实、寒热、气血、水湿、虫积等多种不同的证候分类。其中虚证、寒证两种类型最难治疗与调理，非一天服用数剂药物难以治愈。而病人往往缺乏耐心，此时医生就必须明确告知少量服药无效，坚持服用至二三十剂则药效必现。这样才能让病人产生敬意和信任，有助于治疗。最忌讳的就是该圆融时不圆融，该坚持时不坚持。遇到上述病症，见识不广，辨证不准，又求速效，则往往舍弃补益法而改投峻药，或用泻下与消导疏通之法，以致治疗失败。又如中风、痹证、痿证等，都是由于脏腑长期虚损，日积月累而形成，都应当采取缓慢调理的方法。一旦医生或病人急于求成，大多会导致病情恶化，甚至造成无可挽回的后果。

八、"贪心损德"。生病，无论是富贵之人还是贫贱之辈，都是难以避免的。然而辛勤劳动、操劳过度之人，更容易受邪气侵扰。比如时疫往往更多发生在饥寒交迫、劳累过度的人群中，而疟疾、肠胃疾病在农夫等劳动者中更为常见。正所谓"邪之所凑，其气必虚"，病邪侵袭人体往往是自身正气不足的缘故。我学医多年，所治疗的病人大半都是贫苦之人。他们因为经济条件有限，获取药物往往十分困难，又怎能希冀他们给予丰厚的报酬呢？因此诊治时必须更加细心地询问病情，用温和的话语安慰他们，让他们感受到温暖和关怀。如果心存厌恶，甚至因此轻视疏忽，那么这不仅是对他们的不尊重，更是对医德的极大损害。

九、"妄自为能"。孙思邈，唐朝杰出医家，他诊病时必会详细询问病情，有时甚至问上几十句话，直到完全了解病情。为什么后世有些人却特别的聪明，仅凭三部（寸、关、尺）难以形容和把握的脉象，就判断出病人无穷无尽的病证呢？如果不是因为学识浅薄、无知无畏，那么，就一定是刻板地遵从了古代贤人的训诫，而没有真正理解其精髓。

十、"虚耗精神"。医学之道，首要的是保护生命，而保护生命的前提是医者自身必须康健。没有自己都无法立身却能帮助他人立身的道理。《黄帝内经》中关于"四气调神"的各篇，都强调了保养身心的重要性。因此，从事医道的人应远离酒色财气，保持身心的清明和宁静，以免消耗精神、损害健康。在闲暇之时，可以读书领悟医理，面对病人时，则要诚心诚意、聪明睿智。只有这样，在遇到疑难病症时，才能专注于思考，加以攻克。这样才称得上真正有利于民众、符合仁德之道的医者。相比之下，那些被杂务分心、见识粗鄙肤浅的人，他们的医术与真正的医者相比，何止天壤之别？

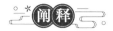

本文选自《友渔斋医话·橘旁杂论上卷》（见黄凯钧撰《友渔斋医话》，上海浦江教育出版社，2011 年版）。

黄凯钧在这段文字中形容治病就跟扑灭大火一样紧急，凸显了医者所肩负的重要使命和责任。治疗疾病离不开医家高明的医术，也离不开患者的同心配合。他在这段文字中陈述了医生不能成功救治的十大原因，发人深省。

从医术角度，他指出有的医者"不知辨证"，即不善于辨别病情。若是医者在行医时只知头痛医头、脚痛医脚，这样的医术实在不值得称道。有的医者"辨而不真"，即会辨别病情但不够准确。辨别不精准，其实与不辨也无太大差异。"小心胆大"是良医的准则，但有的医者在行医过程中过分小心，杯水难灭车薪之火，弱弓难射高飞之鸟，难以达到良好的治疗效果。但"胆大粗心"也会误事，有的医生日常惰于学习，临诊时难以把握疾病本质，极易耽误病情。

从医德角度，有的医者"假立名目"，即医生对难以理解的病情，没有探究精神，而是随意编造病名，胡乱治疗。这是自我欺骗，更是对病人极度不负责任。有的医者"固执不通"，即医生墨守成规，不知变通，一味依据既定方法开展治疗，难免会有弊端。有的医者"性急误事"，在治疗慢性病时急于求成，往往会导致治疗失败。有的医者"贪心损德"，对贫贱的病人区别对待，这伤害了病人的感情，也有损自身的医德。有的医者"妄自为能"，不听取他人意见，仅凭自己的经验和理解治病，这很容易出现误诊误治。作为医者，还要注重保养自己的身心，远离耗心费神之事。只有保持精力充沛、思维敏捷，才能在遇到疑难杂症时专注施治。

医生的医术和医德，在治疗疾病时都是至关重要的因素。作为医者应持续学习，勤于总结临床经验，不断精进医术。在行医时，医者要严谨细致地加以辨证，基于实际病情，制定切实有效的治疗方案，避免盲目施治或过度治疗。对于不熟悉的病情或难以处理的病例，医者应勇于承认自己的不足，并积极寻求其他医者的帮助或建议。医者在行医过程中，应将病人的健康和生命放在首位，不因病人的经济状况或社会地位而有所偏袒或歧视。遇到贫困的病人，医者应给予他们充分的同情和关怀，不计个人得失地为他们提供医疗服务。黄凯钧总结的医者十大不端行为，洞悉明察，切中时弊，医者应时常予以躬身自省。

治病如救焚，须器械整齐，同心合力，处置有方

《肘后备急方》序

〔东晋〕葛洪

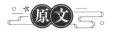

　　抱朴子丹阳葛稚川曰：余既穷览坟索[1]，以著述余暇，兼综术数，省仲景、元化、刘戴、秘要、金匮、绿秩、黄素方[2]，近将千卷。患其混杂烦重，有求难得，故周流[3]华夏九州之中，收拾奇异，捃拾遗逸[4]，选而集之，使种类殊分，缓急易简，凡为百卷，名曰《玉函》。然非有力不能尽写。又见周、甘、唐、阮[5]诸家各作备急，既不能穷诸病状，兼多珍贵之药，岂贫家野居所能立办？又使人用针，自非究习医方素识明堂流注[6]者，则身中荣卫尚不知其所在，安能用针以治之哉！是使凫雁挚击，牛羊搏噬，无以异也。虽有其方，犹不免残害之疾。余今采其要，约以为《肘后救卒》三卷。率多易得之药，其不获已、须买之者，亦皆贱价草石，所在皆有。兼之以灸，灸但言其分寸，不名孔穴[7]，凡人览之，可了其所用，或不出乎垣篱之内，顾眄可具[8]。苟能信之，庶免横祸焉。世俗苦于贵远贱近，是古非今，恐见此方无黄帝、仓公、和、鹊、踰跗之目，不能采用，安可强乎？（《肘后备急方·葛仙翁肘后备急方序》）

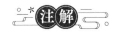

　　[1]坟索：三坟八索的并称，亦泛指古代典籍。伏羲、神农、黄帝之

书谓之三坟，八索即八卦之书。

[2]"省仲景、元化"句：指通晓张仲景、华佗等古代名家著作。黄素方，又名《黄素药方》，为《伤寒杂病论》的别称。

[3]周流：犹言周游。

[4]捃拾遗逸：指收集散佚方药。捃拾，收集。

[5]周甘唐阮：周始，甘胡，甘唐通，阮炳。

[6]明堂流注：记载针灸经络腧穴图谱的医书。

[7]不名孔穴：不用说出经穴名称。

[8]顾眄可具：只需稍微查看一下医书，就可找到合适的方子。强调其方便易得。

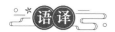

　　抱朴子丹阳人葛洪说：我广泛阅读了古代典籍，在著书立说的闲暇之余，还综合研究了各种方术和医术，仔细研读了张仲景、华佗、刘戴等人的著作，以及《秘要》《金匮》《绿秩》《黄素方》等医书，这些书籍加起来将近千卷。我深感这些书籍内容混杂且繁多，寻找起来十分困难，因此，遍游华夏九州，搜集各种奇异方药，整理遗漏和散失的方药。经过精心挑选和整理，我将这些医方归纳为不同的种类，使它们既便于区分又便于使用，最终编纂成一百卷，命名为《玉函》。但由于篇幅庞大，没有毅力是无法全部写出来的。

　　另外，我还看到周始、甘胡、甘唐通、阮炳等各家都编写了备急医书，但这些医书既不能详尽地描述各种病症，又使用了大量珍贵的药材，这对于贫困的家庭或居住在偏远地区的人来说，如何能将药材快速准备齐全呢？再者，关于针灸的使用，如果不是长期研习医方、熟悉人体经络穴位的人，他们甚至不知道人体内的气血运行状况，又怎能准确地运用针灸来治疗疾病呢？这就像让水鸟和雁子像猛禽一样搏斗，让牛和羊像猛虎一样打斗撕咬一样，显然是不合适的。即使有了这些医方，也仍然难免因为使用不当而给患者带来伤害。

因此，我现在从这些医书中选取了最重要、最常用的部分，精简成《肘后备急方》三卷。这本书中所列的药物大多容易获取，即使有些药物必须购买，也都是价格低廉的草药和矿石，在各地都能找到。此外，我还结合了灸法，但只说明灸治的部位和分寸，不具体指出腧穴名称，这样普通人阅读后就能明白如何应用，有时甚至都不用出家门，只需稍微查看一下医书，就可找到合适的方子。如果人们能够相信并正确使用这本书中的方法，或许就能避免一些不必要的灾难和疾病了。然而，世俗之人往往有以远为贵、以近为贱，以古为是、以今为非的偏见，我担心他们看到这本书时，会因为上面没有黄帝、仓公、医和、扁鹊、俞跗等古代名医的名字而不予采用，怎么能强求他们呢？

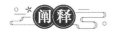

本文选自《肘后备急方·葛仙翁肘后备急方序》（见葛洪著《肘后备急方》，人民卫生出版社，1956年版）。葛洪（约283—363），东晋医药学家。字稚川，自号抱朴子，丹阳句容（今属江苏）人。三国方士葛玄之侄孙，世称小仙翁。他曾受封为关内侯，后隐居罗浮山炼丹。他整理了当时流行的炼丹术，撰写炼丹著作，成为炼丹史上一位承先启后的人物，撰有《玉函方》一百卷（已佚）、《肘后备急方》三卷和《抱朴子·内篇》二十卷等作品。

葛洪在序文中陈述了撰写此书的目的和初衷，充分展现了他以患者为中心的行医理念。他严谨治学，勤学博览，阅书近千卷，编撰《玉函方》一百卷，发现由于篇幅巨大，治疗急症翻阅不便。

他看到其他朝代有编写《备急》类医书，但存在缺陷，比如未能详尽地涵盖各种病症，或者是药方中多用珍贵药材，这对于贫困的家庭或居住在偏远地区的人来说，实在难以立即备齐。对于使用针灸疗法，除非是对医术有深入研究，并熟悉人体经络穴位的人，否则难以准确地运用针灸来治病。为此,他编纂医书时,注重内容的实用性和准确性,尽量避免使用珍贵药材和复杂疗法,以确保普通患者能够方便地获取和使用。考虑到普通患者和贫困家庭的实际困难,此书选用的都是普遍易得、价格低廉、随处可寻的药材。书中还附带了灸法的说明,只讲述灸治的部位和分寸,而不必精确定位穴位,这样普通人阅读后也能理解并操作。他在撰写此书时,时时处处都在为患者考虑,特别体恤贫苦病人,这种以患者为中心的精神令人敬仰。葛洪胸襟广阔,将自己多年积累的医学知识和经验整理成书,将医术传承后人,造福后世,为医学事业做出重要贡献。

医者应广泛阅读古代医学典籍,这是治病救人、服务患者的基本条件。在行医过程中,医者应心系患者,为民着想,始终将病人放在首位,理解病人的痛苦,将病人的痛苦当作自己的痛苦,努力解决病人的病痛。同时,医者要从百姓的实际需要和经济水平出发,尽量少开昂贵的药材,减轻患者的负担,不能因为利益而欺骗患者,做到以诚待人,以诚行医。

治身养性，务谨其细

〔东晋〕葛洪

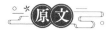

故治身养性，务谨其细，不可以小益为不平而不修，不可以小损为无伤而不防。凡聚小所以就[1]大，积一所以至亿也。（《抱朴子内篇·极言》）

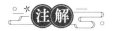

[1]就：靠近，接近。

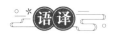

修养身心、陶冶性情，务必谨察细节，不可以因为小的益处微不足道就不去追求，也不可以因为小的损害看似无大碍而不去防范。要知道，许多小事的积累最终总能成就大事，一点一滴最后总能聚集到上亿。

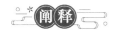

本文选自《抱朴子内篇·极言》（见葛洪著《抱朴子》，团结出版社，

1999 年版）。

葛洪在这段文字中阐述了修养身心、培养品性的过程中细节的重要性。他认为不能因为微小的益处看似微不足道就不去努力争取，也不可以因为微小的损害看似无伤大雅就不加防范。他强调众多微小的积累才能成就大事，一点一滴地汇聚才能达到庞大的数量。因此，要重视微小的进步或损害，因为它们都是通向治疗成功或导致失败的重要因素。

在医学领域，重视细节尤为关键。每个微小的环节都可能影响着患者的生命健康。医者应保持精益求精的态度，在行医过程中保持高度的专注，不放过任何可能影响诊断或治疗效果的微小因素。这既是精准诊断的必要条件，也是为患者负责的体现。医者在为患者诊治时，要及时发现并处理潜在的健康问题，做到防微杜渐。即使早期症状较为轻微，医者也要提醒患者提高警惕，及时干预，避免逐渐加重恶化，甚至危及生命。同时，医学知识的获得，医术水平的提高，都需要长期积累和持续地投入。医者要保持终身学习的习惯，"凡聚小所以就大"，在学习和实践中不断提升自己的诊疗水平，从而更好地践行治病救人的初心。

治身养性，务谨其细

辨证求实，医者贵诚

〔北宋〕沈括

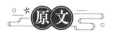

予尝论治病有五难，辨疾，治疾，饮药，处方，别药，此五也。

今之视疾者，惟候气口六脉[1]而已。古之人视疾，必察其声音、颜色、举动、肤理、情性、嗜好，问其所为，考其所行，已得其大半；而又遍诊人迎、气口、十二动脉。疾发于五脏，则五色为之应，五声为之变，五味为之偏，十二脉为之动。求之如此其详，然而犹惧失之。此辨疾之难，一也。

今之治疾者，以一二药，书其服饵之节，授之而已。古以治疾者，先知阴阳运历[2]之变故，山林川泽之窍[3]发，而又视其人老少肥瘠，贵贱居养，性术[4]好恶，忧喜劳逸，顺其所宜，违其所不宜，或药或火，或刺或砭，或汤或液，矫易其故[5]，常揣摩[6]其性理，捣而索之，投几[7]顺变，间不容发。而又调其衣服，理其饮食，异其居处，因其情变，或治以天，或治以人。五运六气，冬寒夏暑，旸[8]雨雷雹，鬼灵厌蛊[9]，甘苦寒温之节，后先胜复[10]之用，此天理也。盛衰强弱，五脏异禀，循其所同，察其所偏，不以此形[11]彼，亦不以一人例[12]众人，此人事也。言不能传之于书，亦不能喻之于口。其精过于承蜩[13]，其察甚于刻棘[14]，目不舍色，耳不舍声，手不释脉，犹惧其差也。授药遂去，而希其十全，不其难哉！此治疾之难，二也。

古之饮药者，煮炼有节，饮啜有宜。药有可以久煮，有不可以久煮者，有宜炽火，有宜温火者，此煮炼之节也。宜温宜寒，或缓或速，或乘饮食喜怒，而饮食喜怒为用者[15]；有违饮食喜怒，而饮食喜怒为敌者，此饮啜之宜也。而水泉有美恶，操药之人有勤惰。如此而责药之不效者，非药之罪也。此服药之难，三也。

药之单用为易知，药之复用为难知。世之处方者，以一药为不足，又以众药益之。殊不知药之有相使者，相反者，有相合而性易者。方书虽有使佐畏恶之性，而古人所未言，人情所不测者，庸可尽哉！如酒于人，有饮之逾石[16]而不乱者，有濡吻则头眩[17]者；漆之于人，有终日抟漉[18]而无害者，有触之则疮烂者。焉知药之于人无似此之异者？此禀赋之异也。南人食猪鱼[19]以生，北人食猪鱼以病，此风气[20]之异也。水银得硫磺而赤如丹，得矾石而白如雪。人之欲酸者，无过于醋矣；以醋为未足，又益之以橙，二酸相济，宜其甚酸而反甘。巴豆善利也，以巴豆之利为未足，而又益之以大黄，则其利反折。蟹与柿，尝[21]食之而无害也，二物相遇不旋踵[22]而呕。此色为易见，味为易知，而呕利为大变，故人人知之。至于相合而知他脏致他疾者，庸可易知耶？如乳石[23]之忌参术，触者多死，至于五石散则皆用参术，此古人处方之妙，而世或未喻也。此处方之难，四也。

医诚艺[24]也，方诚善也，用之中节[25]也，而药或非良，奈何哉！橘过江而为枳，麦得湿而为蛾，鸡逾岭[26]而黑，鸲鹆[27]逾岭而白，月亏而蚌蛤消，露下而蚊喙坼，此形器之易知者也。

性岂独不然乎？予观越人艺茶畦稻[28]，一沟一陇之异，远不能数步，则色味顿殊。况药之所生，秦、越、燕、楚之相远，而又有山泽、膏瘠、燥湿之异禀，岂能物物尽其所宜。又《素问》说：阳明在天则花实戕气，少阳在泉则金石失理。如此之论，采掇者固未尝晰也。抑又取之有早晚，藏之有焙晾；风雨燥湿，动有槁暴。今之处[29]药，或有恶火者，必日之而后咀[30]，然安知采藏之家，不常[31]烘煜哉？又不能必。此辨药之难，五也。

此五者，大概而已。其微至于言不能宣，其详至于书不能载，岂庸庸之人而可以易言医哉！予治方最久，有方之良者，辄为疏[32]之。世之为方者，称其治效常喜过实。《千金》《肘后》之类犹多溢言，使人不复敢信。予所谓良方者，必目睹其验，始著于篇，闻不预[33]也。然人之疾，如向所谓五难者，方岂能必良哉？一睹其验，即谓之良，殆不异乎刻舟以求遗剑者！予所以详著其状于方尾，疾有相似者，庶几偶值[34]云尔。篇无次序，随得随注，随以与人。拯道贵速，故不暇待完也。（《苏沈良方·原序》）

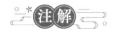

[1]六脉：谓左右手寸口的寸、关、尺三部脉象。

[2]运：气候的运转交替。历，历法。

[3]窍：孔窍。古人认为山林川泽为大地之孔窍，地气由之而生发。

[4]性术：性情。

[5]矫易：纠正。故，以前旧有的习惯。

[6]揰摩：揣摩研究。

[7]投几：即投机，指顺应疾病变化的情况。

［8］旸：晴天。

［9］鬼灵厌蛊：均为鬼怪名。古人认为的致病因素之一。蛊，指亲近女色所致之病。

［10］后先胜复：五运六气理论术语。后，指某种气候的出现晚于常规应该出现的时间，故称"后至"。先，指某种气候的出现早于常规应该出现的时间，故称"先至"。胜，指偏盛之气。复，指报复之气。

［11］形：比较，用作动词。

［12］例：类推，用作动词。

［13］承蜩：捕蝉，比喻全神贯注，技艺精深纯熟。

［14］刻棘：在细木刺上雕刻猕猴，比喻观察精细入微，技艺精湛。

［15］"或乘饮食喜怒"二句：谓病人的饮食习惯与情绪变化有利于治疗，则治疗和调理时就要顺其饮食习惯与情绪。下句意义则相反。乘，顺着。而，如果。

［16］石：容量单位，十斗为一石。

［17］头眩：头晕。

［18］抟漉：搅拌过滤。

［19］猪鱼：可能指河豚。

［20］风气：风俗习惯。

［21］尝：通"常"，经常。

［22］不旋踵：比喻时间短。

［23］乳石：即钟乳石。

［24］艺：指医技高超。

［25］中节：符合治疗规律。

［26］岭：五岭，即越城岭、都庞岭、萌渚岭、骑田岭和大庾岭，位于湖南、广西、广东和江西四省的边境，是长江与珠江流域的分水岭。

［27］鸲鹆：俗称"八哥"。

［28］艺：种植，用作动词。畦：栽种，用作动词。

［29］处：储藏。

[30]日:日晒,用作动词。咀:本义为咬碎食物,此指切碎药物。

[31]常:通"尝",曾经。烘煜:用火烘烤。

[32]疏:分条记录。

[33]预:收录。

[34]值:遇到,此指相吻合。

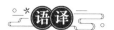

我曾经谈论过治疗疾病有五个难点,分别是辨别病证、治疗疾病、服用药物、开具药方以及辨别药物的优劣真伪。

现在的医生看病,往往只是通过诊察气口(即寸口脉)的六脉情况来判断。而古代的医生看病,必定会仔细观察病人的声音、颜色、举止、皮肤纹理、性情以及嗜好,还会询问他们的生活习惯,考察他们的举止行为,这样就已经能够获得病情的大部分信息了,而他们还会全面诊察人迎、气口以及十二经脉的脉象。疾病如果发生在五脏,那么在面部的五色、发出的五声、嗜好的五味以及十二经脉的脉象上就会有所反映,如此详尽地寻求病因。但即便如此,他们还是担心会有所遗漏或误诊。这就是第一个难点——辨别病证。

现在治疗疾病的医生,通常只是开出一两种药物,写下服用方法和剂量,然后交给病人,就算完事了。而古代治疗疾病的医生,首先要了解阴阳运行的规律,四季气候的运转交替,以及山川河流、草木花卉的生发情况,然后还要观察病人的年龄大小、体型胖瘦、社会地位、居住环境、性格特征、爱好、情绪状态、是否过度劳累或过度安逸等。医生会根据这些综合因素,来决定采用哪种治疗方法,可能是用药、艾灸、针刺、砭石疗法,或是汤剂、药酒等,纠正病人以前的不良习惯。他们会经常揣摩研究病性与病理,进行综合分析,顺应病情的变化灵活调整治则治法。时间紧迫,他们的治疗不容许有丝毫偏差。除了治疗外,医生还会根据病人的具体情况,调整他们的衣物穿着、饮食结构和居住环境,并顺应其情绪变化;治疗手段有时依靠自然的力量,有时则依赖人为的方法。医生必须精通五运六气的理论,熟知冬寒夏暑、晴天雨天、雷电冰雹以及情志内伤等致病因素对人体的影响,还要掌握各种药物甘苦酸辛咸五味以及寒温属性的运用,以及它们之间相生相克、后先胜复的复杂关系,这些都是天地自然的规律。

同时,医生还要根据病人的体质差异,尤其是五脏功能的强弱不同,来制定个性化的治疗方案。他们既要遵循人类共有的生理规律,又要细致观察每个人的特殊情况,避免用同一套标准去衡量、比较、类推所有人。这种治疗方法的精妙之处,言语难以完全表达于书本之上,也无法通过口头进行传授,其精细程度甚至超过了像捕蝉那种需要高度专注的技艺,其观察入微的程度也超过了在棘刺尖端雕刻的精细工艺。医生在治疗过程中,必须全神贯注,目不斜视,耳不旁听,手不离脉,即便如此谨慎,还唯恐有所差错。相比之下,现在的医生开具了方药就离开,而不加详尽指导,还想达到十全十美的治疗效果,岂不难上加难? 这就是第二个难点——治疗疾病。

古代人们服药时,对于药物的煎煮和饮用都有严格的讲究和适宜的方法。药物中,有的可以长时间煎煮,而有的则不宜久煎;有的需要用猛火快速煎煮,而有的则适合用文火慢慢熬煮。这就是煎煮药物时需要注意的要点。至于饮用药物,也有其适宜的方式。有的药物适宜温服,有的则适合冷服;有的药物需要慢慢饮用,有的则应该快速服下。药物有时会与饮食、情绪相辅相成,增强疗效,有时则可能相互冲突,降低疗效。这是药物服用时讲究的要点。再者,用来煎煮药物的水也有好坏之分,操作煎药的人也有勤快与懒惰之别。如果因为以上种种原因,而责怪药物没有效果,那其实并不是药物的过错。这就是第三个难点——服用药物。

药物的单独使用容易理解,但多种药物联合使用则难以完全掌握其复杂关系。世上那些开方药的人,往往觉得一味药效力不足,就增加多味药来辅助,殊不知药物间存在相互辅助、相互制约以及联合应用后性质改变的情况。尽管医书上记载了药物的使、佐、畏、恶等不同性质的关系，但古人未曾言及、人们难以预测的情况，又怎能一一列举完毕呢？比如酒对于人，有的人能喝超过十斗而不醉乱，而有的人只要沾唇就会感到头晕目眩；漆对于人，有的人整天接触它也没有伤害，而有的人一旦接触就会皮肤溃烂。怎能断定药物对于人就没有类似的差异呢？这是每个人的体质禀赋不同所致。南方人以猪鱼为日常饮食，而北方人吃了却导致疾病，这是地域的差异导致的。再比如，水银遇到硫磺就会变得像丹砂一样红，遇到矾石则会变得像雪一样白。人们想吃酸味，没有比醋更酸的了；但如果觉得醋还不够酸，再加上橙子，这两种酸味混合，按理应该更酸，却反而变得甘甜。巴豆是善于通利的药物，但如果觉得巴豆的通利作用还不够，再加上大黄，那么其通利作用反而会减弱甚至反转。螃蟹和柿子单独吃都没问题，但如果两者相遇，很快就会引发呕吐。这些颜色和味道容易被察觉，而呕吐、泄泻则是身体的显著变化，所以人人都能了解并熟知。

然而，当药物的联合应用而影响到其他脏腑，导致其他疾病时，又如何能轻易了解呢？例如，乳石类药物忌讳与人参、白术同用，一旦误触往往导致死亡；但在五石散这一方剂中，却都使用了人参和白术，这正是古人处方的精妙之处，而世人可能并不完全理解。这就是第四个难点——开具药方。

医生的医技高超，药方也的确优良，使用也的确符合治疗规则，但是药物本身可能并非上乘，这可如何是好呢！橘子在长江以北栽种就变成了枳；麦子在潮湿环境下会长出飞蛾；鸡越过五岭就会变黑，八哥鸟越过山岭羽毛变白；月亮亏缺时蚌蛤会消瘦，露水降下时蚊子的嘴会裂开。这些都是形质之物变化的显而易见的例子。那么药物的性质难道不也是这样吗？我观察到人们在越地种植茶树和水稻，仅仅因为沟渠和田埂的不同，相隔不过几步远，作物的色泽和味道就截然不同。更何况药物生长的地方，从秦地到越地，从燕国到楚国，相隔如此遥远，再加上山川湖泊、肥沃贫瘠、干燥潮湿等自然条件的差异，又怎能保证每种药物都能在最适宜的环境中生长呢？再者，《素问》提到：阳明属燥金，金气盛而克木，故阳当令，则植物会受到伤害。少阳属相火，金受火克，故少阳当令，则金石类矿物的质地纹理就会异常。像这样的观点论述，采摘药物的人可能不曾理解明晰。而且，药物的采摘有早晚之分，贮藏时有烘焙晾晒的不同方法，再加上风雨、干燥潮湿等自然因素，随时可能导致药物变质。现在我们在使用药物时，如果遇到害怕火烘的药物，就会先晒干再研碎，但我们又怎能确定采摘和贮藏药物的人，是否经常对这些药物进行烘烤呢？这又是我们不能确定的。这就是第五个难点——辨别药物的真伪。

这五个方面的"难"，只是概括。其中微妙之处，往往言语难以完全表达清楚；详尽的细节，也常是书籍所无法完全记载的。因此，怎么能够轻易地说学医是一件简单的事情，是平庸之人可以轻易掌握的呢！我从事医术研究的时间最久，每当遇到好的药方，就会分条记录下来。但世上那些自称精通药方的人，在介绍其治疗效果时，往往喜欢夸大其词。《千金方》《肘后备急方》等医书，亦存在不少溢美之词，使得人们对其中的记载不再敢轻易相信。我所说的好药方，一定是我亲眼见到疗效显著的，才会写入书中，道听途说的绝不收录。然而人的疾病，就像前面所说的五难的情况，药方又怎么能保证一定就有效呢？仅仅因为亲眼见到一次疗效就称之为良方，这种做法与在船上刻记号去寻找掉入水中的剑又有什么区别呢！我之所以在药方的末尾详细记述病情症状，是为了让那些病情相似的人，或许能偶然遇到适合的药方。这本书的编排没有固定的次序，我是获得新的药方就随时记录，并随时分享给别人。拯救生命之道贵在迅速，所以我没有时间等待将它编辑得尽善尽美。

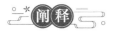

本文选自《苏沈良方·原序》(见沈括，苏轼撰《苏沈良方》，上海科

学技术出版社，2003 年版），又名《苏沈内翰良方》或《内翰良方》，是后人把沈括编纂的《良方》与苏轼的医药杂论汇编形成的一本名家方集，并非沈括和苏轼合著之作。

沈括（1032—1096），字存中，杭州钱塘（旧县名，今浙江杭州）人。北宋伟大的科学家。苏轼（1037—1011），字子瞻，一字和仲，号"东坡居士"，眉州眉山（今四川省眉州）人。北宋杰出的文学家、政治家。在中国的医学发展史上，宋代是一个全社会普遍关注医药学的重要时期。这一时期的特色之一就是私人（尤其是名士）热衷于收集并编纂医方。沈括与苏轼生活的年代相近，经历相似，都是博学淹贯的大家，于各学科领域都有所涉猎。苏、沈二人的医药学成就分别集中体现在沈括的《灵苑方》（已佚）、《良方》（已佚）以及苏轼的医药杂论笔记中。

《苏沈良方》的内容大致可以分为药、论、方三大部分。据考证共有 179 篇为沈括所搜集整理，当为沈氏《良方》原有篇目，是整部《苏沈良方》中分量最重的部分。有 47 篇出自苏轼的笔记杂说，为后人所加入。尚有 26 篇无法明确其真正作者。关于"治病有五难"的这篇论述选自《良方》原序，为沈括所作。

沈括在《良方》原序中详细描述了辨疾、治疾、服药、处方、别药等五个方面的难处。

首先，文中提到的"辨疾之难"强调了医者需要具备全面的观察和分析能力，不仅要通过脉诊来了解患者的病情，还要综合考察患者的声音、颜色、举动、肤理、情性、嗜好等多方面因素。这种全面而细致的诊断过程，体现了医者对患者个体差异的尊重和关注，也是医德医风中"以人为本"理念的具体体现。

其次，"治疾之难"部分，作者强调了治疗过程中的复杂性和个性化。医者需要根据患者的具体情况，制定合适的治疗方案，并随时调整。这种因人而异、因时制宜的治疗策略，不仅要求医者具备高超的医术，更要求他们具备高度的责任心和敬业精神。同时，文中还提到了医者需要"调其衣服，理其饮食，异其居处，因其情变"，这体现了医者对患者生活环境的关注，以及对患者身心健康的全面关怀。

在"服药之难"部分，作者强调了药物煎煮和服用的讲究，以及水质、操作者等因素对药效的影响。这要求医者在开具药方时，不仅要考虑药物的配伍和用量，还要指导患者正确煎煮和服用，以确保药效的发挥。这种对细节的关注和把控，体现了医者对医疗质量的严格要求和对患者负责的态度。

"处方之难"部分，作者指出了药物之间的相互作用和个体差异对药效的影响，强调了处方时需要综合考虑多种因素。这要求医者在开具药方时，不仅要熟悉药物的性味归经和功效，还要了解患者的体质和病情，以制定出最合适的处方。这种对处方的严谨态度和精益求精的精神，是医德医风中"精益求精"理念的具体体现。

最后，"辨药之难"部分，作者强调了药物产地、采集时间、贮藏条件等因素对药效的影响。这要求医者在选用药物时，不仅要关注药物的品种和质量，还要了解药物的来源和加工过程，以确保所选药物的有效性和安全性。同时，文中还提到了医者需要不断学习和实践，以提高自己的医术和辨识能力。这种对医术的不断追求和对患者的负责任态度，是医德医风中"持续学习"和"尽职尽责"理念的具体体现。

沈括在科学研究活动中极富创新精神，敢于突破和质疑一些看上去已成定论的观点，而形成自己的新颖观点。在医学领域，他同样秉持着严谨治学的态度，对于很多医方的疗效并没有一味地盲从，而是往往要亲自验证，才敢将之付诸笔端。这种严谨治学的态度和理念对于现代医者来说，仍然具有重要的指导意义和借鉴价值。他在《良方》原序中展现出的医德医风，与他的人生经历紧密相连。

沈括出生于杭州一个仕宦之家，家族素有重视收集药方、悬壶济世的传统。这种家族影响使得沈括从小就对医学产生了浓厚的兴趣，并为他日后的医学研究奠定了坚实的基础。与宋代众多中年习医的儒士不同，沈括对医药学的研究开始得非常早。沈括出生之时，父亲沈周已经55岁，母亲许氏也已47岁，可以说是到了男女生育年龄的极限。因此,沈括自幼体质就很弱,再加上长期伏案苦读,用功过度,十八岁时就患了眼疾,他还有颈筋痛、右胁挛痛、体虚乏力等症状。因而,沈括自幼便需要经常服食中药治病调理。年少时的身体羸弱,使他身心备受折磨,也使他对病人们的痛苦感同身受。因此,沈括一生中广泛收集治病良方,并经常用收集的良方和自己的医术救治民众。

沈括是历史上罕见的通才,在各学科领域中均有深入而富创造性的研究,真正称得上博学淹贯,无所不通。他在医药学方面的成就主要见于其所作的《灵苑方》《良方》《别次伤寒》《梦溪笔谈·药议》《梦溪忘怀录》等著作中。其中《灵苑方》一书在《郡斋读书志》《遂初堂书目》《直斋书录解题》及《宋史·艺文志》中均有著录,今已散佚。《永乐大典》曾辑录了一部分,《本草纲目》中也选用了部分来自《灵苑方》的内容。《别次伤寒》也已散佚。《良方》则与苏轼的医药学随笔合编成《苏沈良方》一书,流传至今。因此,《苏沈良方》可说是沈括唯一传世的医药学专门著作,是研究沈括医药学成就必不可少的重要文献。

沈括钻研医药学是从搜集医方开始的,而他在搜集医方的过程中研习医理,对药材药方进行考辨、验证,在博采众长的同时又颇有独到见解,举凡内外科、妇科、儿科方面的用药及配方,他都颇有研究,北宋著名的道士林灵素,就非常佩服沈括在医学上的用心和专注。

沈括经常出入宫廷,并一度在皇帝左右出谋划策,因而他对宫廷里的珍贵药方了解较多,并深知由于社会上身份等级制的影响,很多珍贵的药方往往掌握在朝廷大臣及有权势的人的手里,真正用其治愈百姓的却少之又少。"所谓惠民者,原未尝分毫及民"就是帝制时代一个十分真实的情况。同时,在古代传统医学的背景下,民间的很多医者出于维护自身生计的目的,也往往会将医方牢牢地掌握在自己手中,秘不示人。沈括对此忧心忡忡,将天下苍生利益放在心里的他,则在自己所著的医书中,将一些奇方妙药及自己的一些医学见识,毫无保留地记载了下来,以惠及广大民众,沈括在《良方》原序中对这些内容都有记载。对治医用药的严谨和无私的奉献精神,反映出沈括"医者仁心"的济世情怀。他虽不是专业的医生，但是儒家仁政爱民的思想，让他不断地实践着自己悬壶济世的家学传统。

另外，沈括指出，相对于单纯地治疗疾病，预防疾病显得更为重要，这一看法显然有着中医养生学的思想成分。而沈括的这些重要主张，也随着他所著医书的流传，惠及到了无数的医者和民众。事实上，《苏沈良方》中体现出的这些闪耀着古人智慧光芒的优秀思想，在科技、文化飞速发展的今天仍然有着非常重要的现实意义和实用价值，值得我们学习和借鉴。

辨证求实·医者贵诚

走医有三字诀：一曰贱，二曰验，三曰便

〔清〕赵学敏

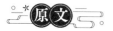

走医有三字诀：一曰贱，药物不取贵也；二曰验，以下咽即能去病也；三曰便，山林僻邑仓卒即有。能守三字之要[1]者，便是此中之杰出者矣。（《串雅内编·绪论》）

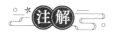

[1]要：要点，纲领。

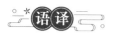

行走江湖的医生有个三字诀：第一个字是"贱"，指的是药物不选贵的，即用药应实惠、经济，不追求昂贵药材；第二个字是"验"，意味着药物服用后能够见效并治愈疾病；第三个字是"便"，意味着药物在偏远山林或乡村也能轻易找到，即使在紧急情况下也能迅速获取。能够坚守这三字要点的医生，便是行业中的杰出者了。

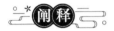

阐释

　　本文选自《串雅内编·绪论》(见赵学敏编《串雅内编》,人民卫生出版社,1956年版)。赵学敏(约1719—1805),字恕轩,号依吉,一说字依吉,号恕轩,钱塘(今浙江杭州)人,清代著名医学家。《串雅内编》为"串雅全书"之一。全书共四卷九门,载400余首方剂。多出自具有丰富经验的民间走方医,体现了民间医药的实用性和有效性。具有"贱、验、便"三大特点。即药物选取经济实惠,不追求昂贵药材;治疗效果立竿见影,能够迅速缓解病情;治疗方法便捷,不受地域和条件限制。

　　这段文字精练地概括了走医行医的三大原则,不仅彰显了他们高超的医术,而且深刻地揭示了他们医者仁心的情怀。

　　首先,"贱"字诀,看似简单,实则蕴含深意。在古代,医疗资源相对匮乏,百姓生活困苦,昂贵的药材对于他们只是奢望,令人望而却步。走医深知这一点,因此在选取药物时,他们不追求名贵稀有,而是注重实效,力求以最小的成本达到最佳的治疗效果。这种选择,不仅体现了走医对患者经济状况的深切关怀,更凸显了他们作为医者的仁心仁术。"仁"既是儒家文化的核心,也是治病救人的前提。"贱"字诀要求医生在诊疗过程中,要始终将患者的利益放在首位,不为个人利益所动,真正做到以患者为中心。

　　其次,"验"字诀,强调的是治疗效果的立竿见影。对于患者而言,疾病带来的痛苦和折磨是难以言喻的。走医对这一点也是深有体会,因此他们致力于追求迅速有效的治疗方法,以尽快解除患者的病痛。这种对治疗效果的极致追求,不仅体现了走医对患者健康的深切关怀,也反映了他们作为医者的责任感和使命感。医者是对抗病痛的勇士,与生命赛跑的英雄,"验"字诀要求医生要不断提高自己的医疗水平,不断学习和探索新的治疗方法和技术,以确保能够为患者提供准

走医有三字诀:一曰贱,二曰验,三曰便

确、有效的治疗方案。同时,医生还要保持谦虚谨慎的态度,对待每一个病例都要认真负责,不放过任何一个细节,以确保最佳的治疗效果。

再者,"便"字诀,则体现了走医服务的便捷性和灵活性。在古代,交通不便,信息闭塞,许多偏远地区的患者往往难以得到及时有效的治疗。一个有慈悲心的走医总会不辞辛劳,走遍千山万水,为患者送去健康和希望。这种随时随地为患者服务的医德精神,不仅赢得了患者的尊敬和感激,也为医疗行业树立了榜样。对于患者来说,医者就是天使般的存在,是"及时雨",是"救心丸"。"便"字诀要求医生要时刻保持对患者的关注和关怀,无论环境如何艰苦,都要尽力为患者提供最好的医疗服务。同时,医生还要具备高度的责任心和敬业精神,对待工作要认真负责,不敷衍了事,以确保患者的健康和安全。

由此可以看出,"贱、验、便"三字诀不仅是走医行医的三大原则,更是他们高尚的医德医风的体现。能够坚守这三字要诀的医生,无疑是医疗行业中的杰出代表。他们以自己的实际行动诠释了什么是真正的医者仁心,什么是真正的大医精诚。在当今社会,我们更应该学习和传承这种精神,让医疗行业更加充满人文关怀。同时,我们也应该呼吁更多的医生加入到这个行列中来,共同为患者的健康和幸福贡献自己的力量。

无恒德者不可以作医

〔北宋〕林逋

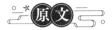

无恒德者不可以作医，人命死生之系，庸人假医以自诬，其初则要厚利，虚实补泻，未必适当，幸而不死，则呼需百出，病者甘心以足[1]其欲；不幸而毙，则曰饮食不知禁，嗜欲有所违，非药之过也。厚载而出，死者何辜焉？世无扁鹊望而知死生，无华佗涤肠以愈疾，轻以性命托庸医，何如谨致疾之因，固养生之本，以全天年[2]耶？呜呼悲夫！（《省心录·七一》）

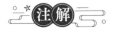

[1]足：满足。

[2]全：保全。天年，自然赋予的寿限，即自然的寿命。

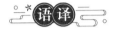

没有长久不变的高尚医德的人，不可以做医生，因为医生直接关系到人的生死。许多庸俗之人冒充医生来欺骗人，他们一开始就是为了谋求厚利，对于病情是虚是实、当补当泻，往往处理的并不恰当；如果病人侥幸不死，他们就会提出各种要求，病人为了满足他们的欲望，

只能心甘情愿地付出。如果病人不幸而死，他们就会说："这是因为病人不知道饮食禁忌，或者嗜欲违背了养生原则，而不是药物的过错。"然后他们满载而归，而那些死去的病人又是何其无辜啊！当今社会并没有像扁鹊那样能一望而知人生死的神医，也没有华佗那样能够洗涤肠胃以治愈疾病的医术。轻易地将自己的性命托付给这些平庸的医生，还不如谨慎地自觉回避各种病因，巩固养生的根本，以此来保全自然的寿命呢！唉，真是令人悲哀啊！

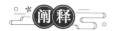

本文选自《省心录·七一》(见林逋等撰《省心录》，岳麓书社，2003年版)。林逋(967—1028)，字君复，杭州钱塘人，北宋著名隐士。《省心录》是一部古代道德修养与人生哲理的格言集，汇集了众多历史人物的智慧言论，用以告诫世人修身齐家治国平天下的道理，语言生动活泼、通俗易懂、凝练含蓄、惊警睿智。

《省心录·论医》这段文字不仅是对医德的深刻阐述，也是对当时医疗界存在问题的尖锐批判，同时提出了养生防病的重要主张。这些内容既反映了作者对医学伦理和养生之道的深刻见解，也体现了《省心录》作为道德修养与人生哲理的格言集的特点。

在古代中国，医疗水平相对有限，医生的个人经验、技能以及道德水平对病患的生死有着直接的影响。因此，社会对于医生的期望极高，不仅要求其具备高超的医术，更强调其必须具备高尚的医德。这段文字就是在这样的背景下产生的，旨在强调医德的重要性，并批判那些缺乏医德、以行医为牟利手段的庸医。

林逋一生隐逸不仕，过着淡泊名利的生活。他的这种生活方式和思想观念很可能影响了他对人生的看法和态度，进而促使他写下《省心录》这样的道德修养与人生哲理的格言集。医者是挽救患者生死存亡的人，林逋认为没有恒久的道德，是不可以成为医生的。庸医索要厚利,随意治疗,若侥幸未治死,便索取更高报酬;若不幸死亡的,便诬赖为病人之过。所以病人就医时不应轻信庸医,日常应注重修身养性,固护身体。

　　林逋深受儒家思想的影响,在道德修养上严格要求自己。在《省心录》中,林逋强调了做人的根本原则,即要重视自己道德品质的锤炼。"官爵富贵,在人谓之傥来。道德仁义,在己谓之自得。傥来者足以骄妻妾,自得者可以藐公卿,君子所以修天爵,而人爵从之。""以忠沽名者奸,以信沽名者诈,以廉沽名者贪,以洁沽名者污。忠信廉洁,立身之本,非钓名之具也,有一于此,乡愿之徒,又何足取哉!"可见,林逋提出人之所以为人所必备的基本素质"仁义理智,忠信廉洁。"这是秉承了儒家的基本观点。林逋"爱人"的观点表现的非常具体而清楚。"费千金为一瞬之乐,孰若散而活冻馁几千百人。处眇躯以广厦,何如庇寒士于一廛之地乎?"可见,归隐山林的林逋并非只是图一己安乐不问世事之人,而是慈悲为怀的清雅君子。他的隐逸不是逃避现实,而是忠于本心、修身立德的表现,这种精神内涵为后人所敬仰。一首最能体现他高贵品质的诗作《山园小梅》被奉为"千古咏梅绝唱",颔联"疏影横斜水清浅,暗香浮动月黄昏。"成为千古名句。他的隐逸地,西湖边的孤山,已成为历代文人向往膜拜的圣地。

　　林逋不仅性情恬淡,品格高洁,而且学识渊博,书画双绝,故与当时的一些高僧和德才兼备的文人士大夫们唱和交往,结下了深厚的友情。他常常划着小舟,出入古刹,在晨钟暮鼓中与高僧们探讨人生的精深学问。杭州的数任知府,也多次乘船上孤山,造访林逋的草庐。而范仲淹、欧阳修、梅尧臣等许多在当时还是青年才俊的文士,更是不远千里来到孤山,拜访他们最尊敬的林逋处士,交流心得,诗酒唱和,留下许多优美的故事。范仲淹在《寄赠林逋处士》一诗中说:"唐虞重逸人,束帛降何频。风俗因君厚,文章至老淳。"表达了他对林逋的敬慕之情。

　　林逋故去后,仍然在北宋的士大夫之间产生着影响。九年后才出生的苏东坡,亦因未能当面向林逋讨教而深感遗憾。后来,苏东坡在杭州任职时,便常常去孤山林逋墓前祭拜。更难得的是,苏东坡对林逋的精神境界有着深刻的理解和由衷敬佩。据宋代《王直方诗话》记载,苏东坡与孙巨源、王居卿等一班文友在扬州聚会,大家在一起讨论林逋的《山园小梅》时,王居卿开玩笑地说"疏影横斜水清浅,暗香浮动月黄昏。"两句虽然有名,但它用来咏杏或桃李也可。苏东坡听后,不以为然地说:"可则可,但恐桃杏不敢承当耳。"

苏东坡高度赞扬林逋之诗、书及人品,并诗跋其书:"诗如东野不言寒,书似留台差少肉。"他认为林逋的诗比唐代的孟郊才高一等,字比宋代的李建中更胜一筹。依对林逋的诗句理解来说,苏东坡堪称是林逋的隔世知交。

南宋时期的陆游也非常喜爱林逋。他曾说:"君复书法高胜绝人,予每见之,方病不药而愈,方饥不食而饱。"由此可见陆游对林逋的书法推崇有多高。

林和靖墓位于杭州孤山北麓,放鹤亭东侧,面临西湖,墓周围遍植梅树,林木葱茏,清幽雅致。斯人已去,馨香永存! 他高洁的品行如山间清泉,澄澈透明,涓涓不息地滋养着人们的灵魂。

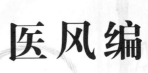

医风编

在人类文明的长河中,医学始终扮演着举足轻重的角色。它不仅是科学与艺术的结合,更是人性与道德的交汇点。当我们谈论医学时,不仅仅是在讨论疾病的诊断和治疗,更是在探讨一种精神、一种态度,即我们通常所说的"医风"。医风,作为医疗行业的灵魂与精髓,不仅关乎医疗技术的精湛与否,更涉及到医务人员的职业操守、人文关怀以及整个社会的健康福祉。

自古以来,医者便以"悬壶济世、救死扶伤"为己任。这种崇高的使命感,正是医风的核心所在。优秀的医者,不仅要有扎实的医学知识和精湛的医疗技术,更要有悲天悯人之心,愿意为患者付出自己的时间和精力。他们深知,每一个生命都是独一无二的,都值得被尊重和珍视。因此,在诊疗过程中,他们始终将患者的利益放在首位,以最大的耐心去倾听、去关怀,努力为患者提供最优质的医疗服务。

然而,随着经济社会的快速发展和医疗技术的不断进步,医风也面临着前所未有的挑战。一方面,医疗市场的竞争日益激烈,部分医疗机构和医务人员为了追求经济利益,忽视患者的实际需求,甚至不惜损害患者的利益。这种行为不仅违背了医学的初衷和使命,也严重损害了医者的声誉和形象。另一方面,医疗技术的快速发展也带来了许多新的伦理和法律问题。例如,如何在尊重患者自主权的同时确保医疗技术的合理应用,如何在保障患者隐私的同时实现医疗信息的共享和交流等。

面对这些挑战,我们必须重新审视和定位医风的价值和意义。医风关系着职业操守、服务态度和廉洁文化,影响着整个社会风气。优良纯洁的医风、风清气正的医疗环境,是社会风气文明进步的重要体现,更关乎到患者的生命安全和健康福祉。

本编以张景岳所著《治病之法,求本为首务》开篇,阐述张景岳以求得疾病的根本为首要任务,这与《黄帝内经》中提出的"治病必求于本"医学原则相一致。随后,从浙派医家的行事风格、修养积淀、习惯养成等方面展现出来的风尚和风气,或是对医生群体提出的职业准则和行为规范等方面的谏言警句,例如《良医格言》《劝医六则》《为医八要》《袁氏医家十事》等篇章进行介绍。

治病之法，尤惟求本为首务

〔明〕张景岳

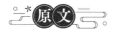

万事皆有本，而治病之法，尤惟求本为首务。所谓本者，惟一而无两也。盖或因外感者，本于表也；或因内伤者，本于里也；或病热者，本于火也；或病冷者，本于寒也；邪有余者，本于实也；正不足者，本于虚也。但察其因何而起，起病之因，便是病本。万病之本，只此表里寒热虚实六者而已。知此六者，则表有表证，里有里证，寒热虚实，无不皆然。六者相为对待，则冰炭不同，辨之亦异。凡初病不即治，及有误治不愈者，必致病变日多，无不皆从病本生出，最不可逐件猜摸，短觑[1]目前。《经》曰：众脉不见，众凶弗闻，外内相得，无以形先。是诚求本之至要也，苟不知此，必庸流耳。故明者独知所因而直取其本，则所生诸病无不随本皆退矣。

至若六者之中，多有兼见而病者，则其中亦自有源有流，无弗可察。然惟于虚实二字，总贯乎前之四者，尤为紧要当辨也。盖虚者本乎元气，实者由乎邪气。元气若虚，则虽有邪气不可攻，而邪不能解，则又有不得不攻者，此处最难下手。但当察其能胜攻与不能胜攻，或宜以攻为补，或宜以补为攻，而得其补泻于微甚可否之间，斯尽善矣。且常见有偶感微疾者，病原不甚，斯时也，但知拔本，则一药可愈。而庸者值[2]之，非痰曰痰，非火曰火，四路兜拿，茫无真见，而反遗其本。多致轻者曰重，重者曰危，而殃人祸人，总在不知本末耳。甚矣！医之贵神，神奚[3]远哉！予故曰：医有慧眼，眼在局外，医有慧心，心在兆前。使果能洞能烛[4]，知几知微[5]，此而曰医，医云乎哉？他无所谓大医王矣。（《景岳全书·卷二·传忠录中·求本论》）

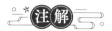

[1]觑：看，窥视。

[2]值：遇到，碰上。

[3]奚：疑问代词，哪里。

[4]能洞能烛：此处为互文，意为能洞烛。洞烛，本义指明亮的烛火，引申义指明察。

[5]知几知微：此处为互文，知几、知微义意相同，均指预见、看出事物发生变化的隐微征兆。

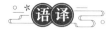

世间万物都有它的根本，而治疗疾病的方法，尤其以求得疾病的根本为首要任务。所说的"本"，是唯一的，没有第二个。因为外感而生病的，其根本在于体表；因为内伤而生病的，其根本在于体内；生热病的，其根本在于火；生寒病的，其根本在于寒；邪气过盛的，其根本在于实证；正气不足的，其根本在于虚证。只要观察疾病是因何而起的，那个起病的原因，就是疾病的根本。万种疾病的根本，只不过就是这表、里、寒、热、虚、实六种而已。知道了这六种根本，那么病在表则有表证，病在里则有里证，寒证、热证、虚证、实证，无不是这样。这六者相互对立,就像冰和炭火一样不同,辨别它们的方法也不相同。凡是疾病初期没有及时治疗,或者治疗错误而没有痊愈的,一定会导致病情变化日益增多,而所有这些变化又都是从疾病的根本产生的,最不可逐个去猜测揣摩,只看重眼前的症状。《黄帝内经》说:不见各种真脏脉凶象,没有五脏各种险候,此时,最应留意临床表现与内脏功能实际是否协调相符,不能单独以表面的症状为依据。这确实是寻求疾病根本的最重要的原则,如果不知道这一点,就必定是平庸的医生。所以,只有明智的医生才知道疾病的由来而直接针对疾病的根本进行治疗,如此,由疾病根本所产生的各种病证,便无不随着疾病根本的祛除而消退。

至于这六种根本之中,常常又有多种同时出现而致病的情况,这当中也自然有源有流、有本有末,没有不能洞察的。只是在虚与实这两个字上,由于它们贯穿于前面的表、里、寒、热四种情况之中,所以尤其紧要,必须辨别清楚。因为虚证的根本在于元气虚弱,实证的根本在于邪气过盛。如果元气虚弱,那么即使有邪气也不能用攻伐的方法治疗,但邪气既不能解除,又不得不攻伐,这种情况最难处理。只能审察病人的身体能否承受攻伐,有时适宜采用攻伐,以攻为补,使"邪去正自安",有时适宜采用补益,以补为攻,使"正盛邪自去",在虚实的轻与重、补泻的可行与不可行之间找到适当的补泻方法,这样也就尽善尽美了。况且我经常见到有的人偶感小恙,病情原本不严重,这个时候,只要知道拔除病根,那么一剂药就可以治愈。但平庸的医生遇到这样的病人,不是痰病却说是痰病,不是火病却说是火病,四处盲目揣摩,茫然没有真知灼见,反而遗漏了疾病的根本。这样大都导致病情轻的人日益加重,病情重的人日益危殆,而害人祸人,这都是因为不知道疾病的本末。医生的高明之处实在重要啊! 这种高明并不遥远! 不断精进、潜心钻研就能达到这一境界。所以我说:"医生有慧眼,慧眼在病情之外;医生有慧心,慧心在症状出现之前。"如果能洞察一切,知道疾病的微小变化,这样的人称为医生,难道仅仅是医生吗? 他已经是人们所说的"大医王"了。

治病之法,尤惟求本为首务

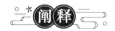**阐释**

本文选自《景岳全书·卷二·传忠录中·求本论》（见张景岳著《景岳全书》，人民卫生出版社，2011年版）。

"求本"思想在中医及中国传统文化中占据重要地位。中医典籍如《黄帝内经》明确提出"治病必求于本"的医学原则。这一原则强调在治疗疾病时，必须寻找致病的根本原因，而不是仅仅停留在表面症状的缓解。这一思想成为中医"求本"思想的直接来源。

张景岳的"求本"思想源于对《黄帝内经》等中医经典的深入研究和理解。他认为，任何疾病的发生都有其根本原因，这个"本"就是疾病的病根或病源。在临床实践中，他非常注重探求疾病的病因。他认为，在治疗疾病时，必须深入探究疾病的本质，找到其根本的病因，制定出来的治疗方案才更具针对性。他注重整体观念，认为人体是一个有机整体，各脏腑器官之间相互联系、相互影响，在为患者诊治时应综合考虑患者的体质、年龄、病情、环境等因素。他反对见症治症、头痛医头脚痛医脚的做法，认为这是治标不治本。在临床中，张景岳通过望闻问切四诊合参，运用中医理论对疾病进行全面分析，力求找到疾病的根本原因，开展精准治疗，从而达到根治疾病的目的。

医生的医术之高明，往往体现在他们敏锐的洞察力和预见性上。正如张景岳所强调的，"医有慧眼，眼在局外，医有慧心，心在兆前"。医术高超的医者拥有慧眼，能够超越眼前的局限。拥有慧心，则能够预见疾病的发展趋势。预见性和洞察力建立在精湛的医术和丰富的实践经验基础上，也离不开对患者高度负责任的态度。医者应勤于学习，提升专业素养和诊疗能力，这是"求本"的基本前提条件，也是提高诊疗预见性的根本要求。同时，医者应秉持对患者高度负责的态度，对每一个病例都进行认真分析和总结，对比治疗方案的优劣，分析病情发展的情况，不断提升诊疗水平，切实为患者服务。

朝夕钻研，缺其所可疑，通其所可通

〔元〕朱丹溪

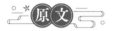

震亨三十岁时，因母之患脾疼，众工束手，由是有志于医，遂取《素问》读之，三年似有所得。又二年，母氏之疾，以药而安。因追念先子之内伤，伯考之瞀闷[1]，叔考之鼻衄，幼弟之腿痛，室人之积痰，一皆殁于药之误也。心胆摧裂，痛不可追，然犹虑学之未明。至四十岁，复取而读之。顾以质钝，遂朝夕钻研，缺其所可疑，通其所可通。又四年，而得罗太无讳知悌者为之师。因见河间、戴人[2]、东垣、海藏诸书，始悟湿热相火为病甚多。又知医之为书，非《素问》无以立论，非《本草》无以立方。有方无论，无以识病，有论无方，何以模仿。夫假说问答，仲景之书也，而详于外感；明著性味，东垣之书也，而详于内伤。医之为书，至是始备，医之为道，至是始明，由是不能不致疑于《局方》也。（《格致余论·序》）

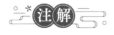

[1]瞀闷：中医病证名称，又名闷瞀。瞀，目眩昏花、眼目不明；闷，胸烦闷乱。瞀闷，指眼目昏花、心烦闷乱，是由心火上炎或肝气上逆、

肝火上冲所致。

[2]戴人:张从正(1156—1228),字子和,号戴人,金代医学家,"金元四大家"之一。

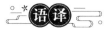

朱丹溪(字震亨)三十岁的时候,由于母亲患上脾疼的疾病,众多医生都束手无策,因此他立志学医,于是开始研读《黄帝内经·素问》,经过三年的学习似乎有所领悟。又过了两年,他母亲的疾病通过用药得到了缓解。于是,他回忆起自己亡父的内伤、已故伯父的眼目昏花、去世叔父的鼻出血、幼弟的腿痛以及妻子积累的痰疾,他们都是由于用药错误而导致死亡的。这使他心痛欲绝却无法挽回,但他仍然担心自己的医术还不够精湛。到了四十岁,他再次拿起《黄帝内经·素问》研读。考虑到自己资质愚钝,他就日夜钻研,对有疑问的地方进行探究,对能够理解的地方进行贯通。又过了四年,他拜请罗知悌(字太无)为老师。在罗知悌的引导下,他阅读了刘完素(世称刘河间)、张从正(号戴人)、李杲(号东垣老人)、王好古(号海藏)等人的医书,这才领悟到湿热和相火致病的情况非常多。他还认识到,医学著作如果不以《黄帝内经·素问》为依据就无法确立论点,如果不以《神农本草经》为依据就无法制定处方。有方药而没有理论,就无法识别疾病;有理论而没有方药,又该如何治疗呢? 那些以假设问答形式撰写的,是仲景的书籍,它详细阐述了外感病的治疗;而明确论述药物性味的,是东垣的书籍,它详细讲述了内伤病的治疗。医学著作到了这一步才算完备,医学之道到了这一步才算明晰。因此,他不能不对当时流行的《太平惠民和剂局方》一书产生疑问。

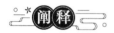

本文显示了选自《格致余论·序》(见朱丹溪著《格致余论·局方发挥》,中国医药科技出版社,2011年版)。

本文显示了朱震亨对医学本质和医生职责的深刻理解。朱震亨的医学之路是一个充满艰辛与探索的过程。他从自学《素问》开始,逐步深入医学领域,通过不断的学习和实践,逐渐形成了自己独到的医学观点和主张。他的反思与见解不仅体现了他对医学的深刻理解,也为后世医学的发展提供了宝贵的启示和借鉴,具体包括以下几个方面。

第一,强调实践性。医学确实是一门具有高度实践性的学科,医生的工作不仅仅是理论知识的应用,更重要的是根据每个患者的具体情况进行个性化治疗。这种实践性要求医生具备丰富的临床经验和敏锐的判断力。

第二,注重辨证施治。这是中医治疗的核心原则之一,即医生需要根据患者的具体症状、体质、病情发展阶段等因素,综合分析后制定治疗方案。这种方法强调了个体差异和治疗的个性化,与现代医学中的个体化医疗理念相契合。

第三,反对盲目套用方剂。这一点批评了那些不根据患者实际情况,机械地应用固定方剂的做法。这种做法忽视了患者的个体差异,可能导致治疗效果不佳甚至产生副作用。

第四,强调知识传承与创新。医学知识的积累是一个长期的过程,需要不断地学习和实践。同时,医学作为一个不断发展的领域,也需要创新来应对新的疾病挑战和提高治疗效果。这种观点强调了终身学习和持续改进的重要性。

第五,推动医学事业发展。通过不断的学习、实践和创新,医生不仅能够提升自己的专业技能,还能够为整个医学领域的发展做出贡

朝夕钻研,缺其所可疑,通其所可通

献。这种积极的态度对于医学的进步至关重要。

总的来说，这段话准确地概括了医学的特点和医生的职责，强调了个性化治疗的重要性，以及医学知识和技能的传承与创新的必要性。这对于任何从事医学工作的专业人士来说都是基本的职业准则。

医不贵于能愈病，而贵于能愈难病

〔明〕张景岳

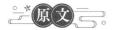

　　医不贵于能愈病，而贵于能愈难病；病不贵于能延医，而贵于能延真医。夫天下事，我能之，人亦能之，非难事也；天下病，我能愈之，人亦能愈之，非难病也。惟其事之难也，斯非常人之可知；病之难也，斯非常医所能疗。故必有非常之人，而后可为非常之事；必有非常之医，而后可疗非常之病。第以医之高下，殊有相悬，譬之升高者，上一层有一层之见，而下一层者不得而知之；行远者，进一步有一步之闻，而近一步者不得而知之。是以错节盘根，必求利器；阳春白雪，和者为谁？夫如是，是医之于医尚不能知，而矧[1]夫非医者？昧真中之有假，执似是而实非。鼓事外之口吻，发言非难；挠反掌之安危，惑乱最易。使其言而是，则智者所见略同，精切者已算无遗策，固无待其言矣。言而非，则大隳[2]任事之心，见几者宁袖手自珍，其为害岂小哉！斯时也，使主者不有定见，能无不被其惑而致误事者鲜矣。此浮言之当忌也。又若病家之要，虽在择医，然而择医非难也，而难于任[3]医，任医非难也，而难于临事不惑，确有主持，而不致朱紫混淆者之为更难也。倘不知此而偏听浮议，广集群医，则骐骥不多得，何非冀北驽[4]群？

帷幄有神筹，几见杞桥杰竖[5]？危急之际，奚堪庸妄之误投？疑似之秋，岂可纷纭之错乱？一着之谬，此生付之矣。以故议多者无成，医多者必败。多何以败之？君子不多也。欲辨此多，诚非易也。然而尤有不易者，则正在知医一节耳。

夫任医如任将，皆安危之所关。察之之方，岂无其道？第欲以慎重与否观其仁，而怯懦者实似之；颖悟与否观其智，而狡诈者实似之；果敢与否观其勇，而猛浪者实似之；浅深与否观其博，而强辩者实似之。执拗者若有定见，夸大者若有奇谋。熟读几篇，便见滔滔不竭；道闻数语，谓非凿凿有凭。不反者，临涯已晚；自是者，到老无能。执两端者，冀自然之天功；废四诊者，犹瞑[6]行之瞎马。得稳当之名者，有耽搁之误；昧经权之妙者，无格致之明。有曰专门，决非通达。不明理性，何物圣神？又若以己之心度人之心者，诚接物之要道，其于医也则不可，谓人己气血之难符。三人有疑，从其二同者，为决断之妙方，其于医也亦不可，谓愚智寡多之非类。凡此之法，何非征医之道？而征医之难，于斯益见。然必有小大方圆全其才，仁圣工巧全其用，能会精神于相与之际，烛幽隐[7]于玄冥[8]之间者，斯足谓之真医，而可以当性命之任矣。惟是皮质之难窥，心口之难辨，守中者无言，怀玉者不衒，此知医之所以为难也。故非熟察于平时，不足以识其蕴蓄；不倾信于临事，不足以尽其所长。使必待渴而穿井，斗而铸兵[9]，则仓卒之间，何所趋赖[10]？一旦有急，不得已而付之庸劣之手，最非计之得者。子之所慎斋战疾，凡吾侪同有性命之虑者，其毋忽于是焉。

噫！惟是伯牙常有也，而钟期不常有；夷吾常有也，而鲍叔不常有。此所以相知之难，自古苦之，诚不足为今日怪。倘亦有因余言而留意于未然者，又孰非不治已病治未病，不治已乱治未乱之明哲乎，惟好生者略察之。（《景岳全书·卷三·传忠录下·病家两要说》）

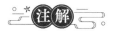

[1]孰：何况，况且。

[2]戕：破坏，毁坏。

[3]任：信任。

[4]驽：劣马，走不快的马。

[5]圯桥杰竖：指张良。

[6]暝：昏暗，天黑，日落。

[7]烛幽隐：在疾病还没有完全显露的时候发现病症。

[8]玄冥：混沌不分、深不可测的状态。

[9]兵：兵器。

[10]趋赖：依赖。

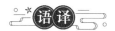

医生的高明并不在于能治好一般的疾病，而在于能治好难治的疾病。病人的高明并不在于能请到一般的医生，而在于能请到真正的好医生。天下的事情，我能做，别人也能做，那就不是难事；天下的疾病，我能治好，别人也能治好，那就不是难治的疾病。只有那些特别难的事情，才不是一般人所能了解的；只有那些特别难治的病，才不是一般医生所能治好的。所以，一定要有非同寻常的人，才能做成非同寻常的事；一定要有非同寻常的医生，才能治好非同寻常的病。因为医生的水平有高有低，差别很大，就像登高的人，登上一层有一层的见识，而低一层的人就无法知道上一层的情况；行得远的人，前进一步有一步的见闻，而后一步的人就无法知道前一步的情况。因此，处理错综复杂的事情，必须寻求独到而有效的方法；高雅的乐曲《阳春》《白雪》，能应和的人又有几个呢？同样的道理，一般的医生对于医术高明的医生尚且不能全面了解，更何况那些不是医生的人呢？他们不明白真中有假，往往把似是而非的东西当作真理。他们喜欢夸夸其谈，说起来并不难；但扰乱治疗，使病情顷刻之间危在旦夕，制造迷惑和混乱却是非常容易的。假如他们说得对，那么聪明的人所见略同，精通医学的人已经思考盘算、没有遗漏，本来就不需要他们的意见了。假如他们说得不对，那就会大大挫伤真正有能力医生的信心，那些有远见的人宁愿袖手旁观以保全自己，这样造成的危害难道还小吗？这个时候，如果医生没有主见，能不被他们迷惑而耽误事情的情况就很少了。这就是浮华不实之言应该忌讳的原因。另外，对于病人最重要的事情虽然在于选择医生，但是选择医生并不难，难的是信任医生；信任医生也并不难，难的是在面对病情时不困惑，有确切的主张，而不至于红紫不分、混淆不清，这就更难了。如果不懂得这个道理，而偏听浮华不实的言论，广泛地召集很多医生，那么，优秀的骏马并不多见，为什么不是因为在冀北这个地方劣马太多呢？帷幄之中有神妙的筹划，像张良那样的杰出人物又能有几个呢？在危急的时候，怎么经得起平庸无能医生错误的治疗呢？在病情疑似难辨的时候，怎么可以纷乱混杂，没有主张呢？一招失误，病人的性命就断送了。所以，议论多的人不会成功，延请的医生多了一定会失败。为什么医生多反而会失败呢？因为高明的医生并不多。要想辨别这一点，实在不容易。然而还有更不容易的，那就是了解医生了。

　　任用医生就像任用将帅一样，都关系到生死安危。考察医生的方法，难道没有标准吗？只是想要通过慎重与否来观察他的仁爱之心，可胆怯懦弱的人看上去却颇慎重；想要通过聪明与否来观察他的智慧，可狡猾奸诈的人看上去却颇聪明；想要通过果敢与否来观察他的勇敢，可是鲁莽草率的人看上去却颇果敢；想要通过学识深浅来观察他的博学，可是强词夺理的人看上去却颇有学问。固执己见的人好像很有主见，夸大其词的人好像很有奇谋。熟读了几篇文章，就滔滔不绝；道听途说了几句，就说是确凿有据。不知悔改的人，到了悬崖边才会觉醒，但已经晚了；自以为是的人，到老也没有本事。犹豫不决的人，希望病情能自然好转；废弃了望、闻、问、切四诊的人，就像瞎马在黑暗中行走一样。只求稳妥的人，反而会耽误病情；不明白变通的人，没有深究事物原理的智慧。有的人自称专门，其实并不通达。不明白医学的道理，怎么能称为神圣呢？另外，用自己的心去推测别人的心，确实是待人接物的重要原则，但在医学上却行不通，因为他人的气血和自己的气血是不同的。当三个人对病情有疑问时，应该听从其中两个人的意见，这是做决定的好方法，但在医学上却行不通，因为愚智和人数的多少是两码事。这些方法，为何不是寻求好医生的方法呢？寻求好医生的难处，在这里就更加显现出来了。然而，真正的医生必须具备心小、胆大、行方、智圆的全面才能，掌握望、闻、问、切四诊的综合运用能力，能在与患者接触时集中精神，在混沌不分之处洞察隐秘的病情，这样的人才能称为真正的医生，才能担当起救人性命的重任。只不过人的本质难以窥见，心里的想法难以辨别，有真才实学的人并不夸耀自己，心怀美玉的人并不炫耀自己，这就是了解好医生难的原因。所以，如果不在平时仔细观察，就不能了解医生的学识修养；如果不在遇事时倾心信赖，就不能充分发挥他的特长。如果一定要等到口渴了才去挖井，战争发生了才去铸造兵器，那么在仓促之间，又能依靠什么呢？一旦有了急病，不得已而交给平庸低劣的医生，这是最不明智的做法。你所应谨慎对待的是斋戒、战争和疾病这三件事，凡是像我们这样同样有着生命顾虑的人，可千万不要忽视这三件事啊。

唉！就像伯牙是常有的，但钟子期却不常有；管仲是常有的，但鲍叔牙却不常有。这就是相知之难，自古以来为之所苦，实在不足为怪。如果有人因为我的这番话而留意于未然之事，那谁又能说这不是"不治已病治未病，不治已乱治未乱"的明智之举呢？希望那些珍惜生命的人能稍事留意一下。

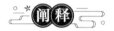

本文选自《景岳全书·卷三·传忠录下·病家两要说》(见张景岳著《景岳全书》,人民卫生出版社,2011年版)。

"任医如任将",这一说法较早出现在南齐时期褚澄所撰写的《褚氏遗书·除疾》篇中。褚澄巧妙地将医疗行为比作战场指挥,认为选药如同布兵,需精心策划与智慧决策。同样地,选择并信任医者,亦如同挑选将领,应基于其深厚的学识与卓越的才能。这种比喻凸显了医者在疾病治疗中的重要作用,也强调了医者应具备扎实的专业技能与道德责任感。

张景岳认同"任医如任将"的说法,肯定了医者在医疗行为中的重要作用。他指出,病人看病的关键,虽然在于选择医生,但选择医生并不难,难的是信任医生且不轻易动摇。信任医生不难,难的是在遇到问题时能保持清醒,有主见,不让良莠不齐的医生混淆视听。病人信任医生,才会愿意将病况和盘托出,才会愿意谨遵医嘱,从而达到理想的疗效。患者将信将疑,对医生持怀疑态度,是就医大忌。

病家择医,一要知真医。何为真医?只有那些才学兼备、仁心仁术、技艺高超、能够洞察病情微妙之处的医生,才能被称为真医,才能担当起救人性命的重任。"然而尤有不易者,则正在知医一节耳。"因为人的本质难以看透,真心话难以辨别,真正有才华的人往往沉默寡言,不炫耀自己。如果不在平时就仔细观察了解,就无法真正认识医生的才能;不在关键时刻充分信任医生,就无法充分发挥他们的长处。因此,要"熟察于平时",在平时加深对医生的了解。二要忌浮言。"议多者无成,医多者必败"。遇到疑问时,听取多数人的意见并作出决断是个好办法,但在医疗上却不能仅凭人数的多少来判断对错。夸夸其谈的庸医多,医术精湛的良医少,多种似是而非的情况会干扰并影响人们对真医的判断。病家如择良医，则应有定见，相信真医，全权付之，若相信浮言，人云亦云，危害甚大。

真医能够"会精神于相与之际，烛幽隐于玄冥之间"，这要求医者具备广博的知识和深厚的专业素养，因此要不断学习新知识，深入钻研，拓宽视野，精进医术。作为医者，治疗疑难杂症是难能可贵的，这凸显了医者应勤于学习，培养对高难度疾病挑战的勇气和担当。"察之之方，岂无其道？"医者应以仁爱之心对待病人，设身处地为患者着想，通过观察患者的言行举止、病情变化，来判断并制定合理的治疗方案。医者不仅要为患者治疗当下的疾病，也要有"治未病"的理念，帮助患者预防疾病的发生。

医不贵于能愈病，而贵于能愈难病

博览群书，庶不为其所眩惑，而知所取舍矣

〔清〕王世雄

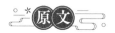

　　《内经》云：天有四时五行，以生长收藏，以生寒暑燥湿风。夫此五气，原以化生万物，而人或感之为病者，非天气有偶偏，即人气有未和也。《难经》云：伤寒有五，有中风，有伤寒，有湿温，有热病，有温病。此五气感人，古人皆谓之伤寒。故仲圣著论亦以伤寒统之。而条分中风、伤寒、温病、湿、暍[1]五者之证治，与《内经》、《难经》渊源一辙。法虽未尽，名已备焉。《阴符经》云：天有五贼，见之者昌。后贤不见，遂至议论愈多，至理愈晦；或以伤寒为温热，或以温热为伤寒；或并疫于风温，或并风温于疫；或不知有伏气为病，或不知有外感之温，甚至并暑暍二字而不识，良可慨已。我曾王父随笔中。首为剖论。兹雄不揣[2]愚昧，以轩岐仲景之文为经，叶薛诸家之辩为纬，纂为《温热经纬》五卷。其中注释，择昔贤之善者而从之。间附管窥[3]，必加雄案二字以别之。俾读者先将温暑湿热诸病名，了然于胸中；然后博览群书，庶[4]不为其所眩惑，而知所取舍矣。非敢妄逞意见，欲盖前贤；用质通方[5]，勿嗤[6]荒陋。

　　咸丰二年壬子春二月，海宁王士雄书于潜斋（《温热经纬·自序》）

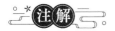

[1]暍：伤暑。

[2]揣：估量，推测，考虑。

[3]管窥：片面的观点，谦辞，指自己的点滴体会。

[4]庶：副词，表示希望，或可能出现某种情况，相当于"但愿""或许"。

[5]用质通方：质同"资"，给予，帮助。通，通晓，学习。通方，学习、通晓医术。

[6]嗤：讥笑。

语译

《黄帝内经》说：自然界有四季和五行，它们主导着春生、夏长、秋收和冬藏，同时也产生了寒、暑、燥、湿、风五气。五气原本是用于化生万物的，当人体触冒到它们而生病时，如果不是因为自然界的气候出现了异常，就是因为人体的气机失和。《难经》说：伤寒病有五种，包括中风、伤寒、湿温、热病和温病。这五气侵袭人体所产生的疾病，古人都称为伤寒，所以张仲景在撰写《伤寒论》时也以伤寒来统称这些疾病。他详细区分了中风、伤寒、温病、湿邪、中暑这五种病证的治疗，这与《黄帝内经》和《难经》的理论是一脉相承的。虽然他的治法并未穷尽，但名称上已经相当完备了。《阴符经》说：自然界有五种不利于人的因素，能认识到并妥善处理它们的人就能健康强壮。后世的学者由于不能洞察这些道理，从而导致议论越来越多，而真理却愈发被遮蔽。有的将伤寒视为温热，或反过来将温热视为伤寒，有的将疫病归入风温，或反过来将风温归入疫病，有的不知道有伏邪致病的情况，有的则不了解有外感温病，甚至有的连暑病、伤暑这两个词都不认识从而无知地将暑暍二字合并混同,这实在是令人慨叹啊!我曾祖父在随笔中,首次对这些问题进行了深入的剖析。现在,我不考虑自己的愚昧无知,以黄帝、岐伯、张仲景等先贤的经典著作为主线,结合叶天士、薛生白等后世医家的不同观点,编纂了《温热经纬》这部五卷本的著作。在书中的注释部分,我选择并采纳了先贤的正确观点,间或附上自己的浅见,并特别标注"雄按"二字以示区别。希望读者在阅读之后,能对温病、暑病、温热病等各种疾病名称有清晰的认识;然后广泛阅读各种医学典籍,才不至于被纷繁复杂的理论所迷惑,而能做出明智的取舍。我不敢胡乱逞能来发表个人意见以掩盖前贤的造诣,只是希望此书对于学习医术能有所助益,请不要嘲笑我的才疏学浅。

咸丰二年壬子春二月,海宁人王士雄书于潜斋。

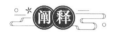
阐释

本文选自《温热经纬·自序》(见王士雄著《温热经纬》,辽宁科学技术出版社,1997年版)。

王孟英在文字中交代了其编撰《温热经纬》的初心,他注意到后世学者未能领悟医学经典中的真谛,导致争论纷起,真理反而被遮蔽。有人将伤寒与温热病混为一谈,有人则将温热病误认为是伤寒;有人将瘟疫与风温病相提并论,也有人将风温病归入瘟疫之中;更有甚者,对伏气致病、外感温病以及暑暍(中暑)等概念一无所知。因此,他决定通过系统梳理和阐述温热病的病因、病机、治法,为后世医者铺设一条清晰的学习路径,以便他们能够精准施治。这展现出王孟英具有强烈的社会责任感以及对医学后辈成长成才的关心。

王孟英具备扎实的理论功底和深厚的医学基础,他以黄帝、岐伯、张仲景等先贤的经典医籍为基础,深入挖掘并引用了古代医学大家的经典论述,由此展开深入的研究和编撰工作。为了帮助医学后辈对温病、暑病、湿热病等概念有清晰的认识,他巧妙地融合了叶天士、薛生白等后世名医的医术辩论，对每一处注释都精益求精，谨慎地将自己的分析融入其中，并做好注释加以区分。这展现了他严谨求实的治学态度、对医学知识不断追求完善的精神以及对同行的深切尊重。王孟英在这部分文字中虽未直接写明对患者的关切，但他倾注大量心血整理和完善温热病相关知识，编撰医籍用以培育医学人才，努力推动医学发展，都对患者改善身体健康状况具有积极意义。

医学的进步离不开一代又一代医者的共同努力和薪火传承。治病救人是医家神圣的职责，是医者仁心和尊重生命的重要体现。医家不仅要致力于治病救人，更要勇于担当起著书立说、传播医学知识、培养医学人才的重任。著书立说，将毕生所学、临床经验乃至深刻思考转化为文字，是医者为晚辈提供宝贵参考和启示的重要途径。借助文字将自己的经验、智慧与精神传授给年轻一代，将对生命、健康与疾病本质的理解和思考传递给后辈，培养他们成为既有扎实医学基础，又具备高尚医德与人文情怀的医学人才，以此不断完善医学体系，提高社会医疗水平，真正造福百姓。

博览群书，庶不为其所眩惑，而知所取舍矣

好仁不好学,轻以传人,其祸可胜道哉

〔清〕王世雄

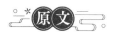

　　雄按:《续医说》云:王宇泰谓圣散子方,因东坡先生作序,由是天下神之,宋末辛未年,永嘉瘟疫,服此方被害者,不可胜纪[1]。余阅石林《避暑录话》云:宣和间此药盛行于京师,太学生信之尤笃[2],杀人无算,医顿废之。昔坡翁谪居黄州时,其地濒江多卑湿,而黄之居人所感者,或因中湿而病,或因雨水浸淫而得,所以服之多效。以是通行于世,遗祸无穷也。宏治癸丑年,吴中疫疬[3]大作,吴邑令孙磐,令医人修合圣散子,偏施街卫,并以其方刊行,病者服之十无一生,率皆狂躁昏瞀[4]而死。噫!孙公之意,本以活人,殊不知圣散子方中,有附子、良姜、吴萸、豆蔻、麻黄、藿香等药,皆性味温燥,反助热邪,不死何待,苟不辨证而一概施治,杀人利于刀剑,有能广此说以告[5]人,亦仁者之一端[6]也。余谓疫疬,多属热邪,如老君神明散,务成萤火丸,仓公辟瘟丹,子建杀鬼圆,皆为禁剂。设好仁不好学,轻以传人,其祸可胜道哉!(汪按:曰辨证,曰好学,皆宜著眼,此等温燥之方,本以治寒湿,乃用以治燥热,宜其杀人也。即此论而反观之,则知遇寒湿之证,而以治燥热之方。投之,亦必杀人矣。故传方者,非轻淡平稳之方,切勿妄传,否则有利,亦必有害也。)夫以东坡之淹博[7]，尚有误信圣散子之事，况下此者乎。今之搢绅[8]先生，涉猎医书，未经临证，率尔[9]著书立说，多见其不知量也。（汪按：洄溪有《涉猎医书误人论》语皆切中。）（《温热经纬·卷四·薛生白湿热病篇》）

注解

[1]不可胜纪：出自《汉书·公孙弘卜式兒宽传》。指数目多，不能逐一记述。极言其多。

[2]笃：忠实，一心一意。

[3]疫疠：瘟疫，急性传染病的通称。

[4]瞀：目眩昏花，眼目不明。

[5]告：告诫。

[6]端：事物的一绪，或一方面。

[7]淹博：广博深厚，学识渊博。

[8]搢绅：有官职的，或做过官的人。

[9]率尔：轻率貌，急遽貌。

语译

王士雄按语：《续医说》这本书提到，王宇泰所说的"圣散子"这个方剂，因为苏东坡先生为它写了序言，所以天下人都认为此方神奇。到了宋朝末年的辛未年，永嘉地区发生瘟疫，服用该处方而受害的人，多得数不过来。我阅读了《石林避暑录话》，书中说：宣和年间，圣散子方在京城非常流行，太学生们尤其深信不疑，结果导致无数人因此丧命，医生们也因此戛然废弃了这个方剂。过去苏东坡被贬到黄州时，那里靠近江边，地势低洼潮湿，黄州居民所患的疾病，有的是因为湿气侵袭而得，有的是因为雨水泛滥而得，所以服用圣散子后大多有效。

好仁不好学，轻以传人，其祸可胜道哉

但作为世人的通用方,却遗祸无穷。明朝弘治癸丑年,吴中地区瘟疫大流行,吴县县令孙磐命令医生配制圣散子,广泛施舍给街巷百姓,并且还将药方刻版印刷发行。结果病人服用后,十个里面没有一个能救活的,大多都因狂躁、神昏、两眼昏花而死。唉!孙县令的本意是想救人活命,却不知道圣散子方剂中的附子、良姜、吴茱萸、豆蔻、麻黄、藿香等药物,都是性味温燥的,反而会助长热邪,不死才怪。如果不进行辨证就一概施治,那么置人于死地就会比刀剑还要来的快。如果有人能广泛传播这个观点来告诫世人,也是一种仁德的举动啊。我认为瘟疫大多属于热邪所致,像老君神明散、务成萤火丸、仓公辟瘟丹、子建杀鬼丸等,都是应该禁止使用的方剂。如果喜好行善却又不乐于学习,轻易地将这些方剂传授给他人,那么造成的祸害将难以估量!(汪按:这里提到的"辨证"和"好学"都是关键,这类温燥方剂本来是用来治疗寒湿的,用来治疗燥热,致人死亡实乃常理。从这个角度反过来看,如果遇到寒湿病证,却投用治疗燥热的方剂,也就必定会致人死亡。所以,如果不是温和平稳的方剂,千万不要轻率传授,否则在有利的同时,也必然有害。)

就连学识渊博的苏东坡都有误信圣散子功效的事情发生,更何况其他人呢?现在的士大夫们,只是粗略地涉猎一些医书,没有经历过临床实践,就轻率地著书立说,这实在是自不量力啊。(汪按:洄溪道人徐大椿写的《涉猎医书误人论》这篇文章,言语精辟,切中要害。)

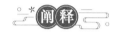

本文选自《温热经纬·卷四·薛生白湿热病篇》(见王士雄著《温热经纬》,辽宁科学技术出版社,1997年版)。

辨证施治是中医临床治疗的核心原则,展现了中医独特的思维方式和治疗理念。王孟英强调医者在行医过程中应辨证施治,不可轻信和误信名方,"苟不辨证而一概施治,杀人利于刀剑"。比如,孙县令本

浙派医家论医德医风

意救人却因误用圣散子导致大量患者死亡的悲剧，其原因就是瘟疫多属热邪所致，他不知圣散子中的附子、良姜、吴茱萸、豆蔻、麻黄、藿香等药物，均为性温燥热的药材，反而助长了热邪。《续医说》中记载，王宇泰提到圣散子方剂，苏东坡为其作序而使得这方剂被天下人视为神药。宋朝末年，永嘉地区暴发瘟疫，许多人因服用此方剂而受害。宣和年间，这种药物在京城得以广泛传播，导致大量病人死亡。之所以会发生这样的悲剧，就是未做到辨证施治。苏东坡被贬黄州，当地近江，居民往往因为雨水多、湿气重而得病，圣散子治疗该病效果显著而得以流传。瘟疫多属热邪，圣散子中的药物反而助长了热邪。可见，脱离患者的具体环境和体质状况，盲目地轻信误信名方，必然祸害无穷。在中医理论中，每位患者都是具体的、独特的个体，年龄、体质、性别、生活习惯、所处环境等都不尽相同；同一疾病在不同的人身上证候可能会存在不同。王孟英所举的孙县令和苏东坡的两个例子，就充分暴露出轻信和误信名方，祸患是难以估量的。

作为医者，勤奋好学、严谨认真是做好本职工作的基本要求。人体疾病极为复杂，个体之间差异巨大，影响身体健康的因素又非常多，这都警醒医者应认真阅读医学书籍，深入钻研方剂，提高自己的专业素养和诊断能力，否则祸害无穷。在行医过程中，医者务必谨慎用药，即便是学识渊博如苏东坡，仍有误信圣散子之事，这更凸显了医学知识的复杂以及严谨用药的必要性。医者在行医过程中应辨证施治，遵循个性化治疗的原则，切不可随意照搬照抄所谓的名方。疾病是动态发展的过程，患者的证候也会随着病情而发生变化。不同的生活环境对人体的状况也会产生影响，在使用所谓名方时务必结合患者的体质、生活环境等因素辨证考虑，以人为本，从而提高诊治的效果。

博学、审问、慎思、明辨、笃行五者，医家不可缺一也

〔清〕王世雄

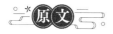

证不辨清，脉亦无凭，故博学、审问、慎思、明辨、笃行[1]五者，医家不可缺一也。

……

医家之误人有六：有学无识一也；有识无胆二也；知常不知变三也；意有他属四也；心烦冗沓时五也；偶值精神疲倦六也。为医者，不可不深加自省也。（《言医选评》）

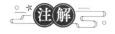

[1]博学：广泛学习医学知识。审问：详细询问病情，以获取全面信息。慎思：深思熟虑，杜绝轻易下定论。明辨：清晰、明确地辨别病证。笃行：坚定地执行治疗方案。

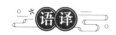

如果不能清晰地辨证，那么脉象也就失去了它作为诊断依据的价值。故博学、审问、慎思、明辨、笃行五种品格，业医者不能缺少任何

一种。

医家误诊误治之因有六，不可不察：

其一，有学无识者，虽满腹经纶，却缺乏洞察秋毫之智，难以将所学融会贯通，以应万变。

其二，有识无胆者，虽能明辨病机，却犹豫不决，错失良机，终致病情延误。

其三，知常不知变者，拘泥于成规旧法，不能因时因地因人制宜，不能根据病情的变化灵活调整治法，以致治疗失当。

其四，意有他属者，心不在焉，神志分散，未能全神贯注于病患，自然难以精准施治。

其五，心烦冗沓时者，心情烦躁，事务繁忙，难以静心诊病，往往导致误诊误治。

其六，偶值精神疲倦者，身体疲惫，精神不济，判断力下降，此时行医更需谨慎，以免贻误病情。

故业医者，当常怀自省之心，不断精进医术，以造福苍生。

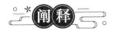

本文选自《言医选评》（见王孟英撰《王孟英医学全书》，山西科学技术出版社，2015 年版）。

王孟英在这段文字中以极其简洁的话语，强调了医者应具有的品行，也提出作为医者应避免的六种耽误患者的行为，提醒医者必须时常自我反省、高度警惕。

博学，即强调医者应勤于阅读，不断学习，广泛地涉猎与医学相关的书籍，是提升自身专业知识水平的基础。博学，才能以深厚的专业知识为基础，为患者精准诊察、明确病因和制定治疗方案。审问，即医者在"望闻问切"的"问"这个环节中应保持审慎仔细的态度。对患者进行细致地提问，既能全面了解患者的具体情况，也是医者对其病情思考推理的过程。慎思,即医者在行医过程中,应深入地思考,分析患者的生活环境、家庭关系、身体素质、生活习惯、基础疾病等与其当下疾病之间的联系,在纷杂的表证下,主动探寻其内在的关联,从而提高诊断的准确性。明辨,即医者在"望闻问切"的基础上,全面把握患者的病情,准确分析其病症,准确查找其病因,做到辨证施治,进而提高治疗的效果。笃行,即医者在临床实践中,应严格遵循行医的准则,对每一个诊疗环节进行严格把控,并真正落到实处。这些原则和要求都体现了医者对患者生命的尊重与负责,也是医者对职业道德的坚守。

王孟英在文中还指出医者会耽误患者健康的六种情形,也是在警醒医者要尽力避免。医者应避免"有学无识""有识无胆",应具备勇于担当的品质,在为患者诊疗时,面对复杂的病情,既要有识别病情的专业能力,也要有关键时刻做出决断的非凡勇气。"知常不知变"则表明部分医者不懂变通,固守成规。医者既要了解寻常的病症表现,也要结合患者的生活环境、体质、生活习惯等因素进行综合考虑,以此更为客观地进行辨别。"意有他属""心烦冗沓"是医者行医时的错误思想状态,是误诊的重要诱因。他强调医者在诊疗过程中应保持高度的专注和敬业的态度,处理好私人情绪,减少外界因素对诊治的干扰,进而全身心投入到工作中,为患者提供专业且有效的治疗。医者难免"偶值精神疲倦",因此医者要加强自律,保持自己良好的身心状态,保证为患者诊治时能保持旺盛的精力和良好的身体状态。作为医者,应不断审视自己是否出现以上六种耽误患者诊治的行为,总结经验教训,严于律己,持续改进,不断完善自身的专业素养。

业医者，当时刻兢兢业业

〔明〕孙志宏

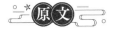

　　古人延医，如求良将。良将系众之死生，国之存亡；医系人之安危死生，眷属之悲欢聚散。岂非天地间最重大事哉！故非其人不可信托，是必其德仁厚，其学淹通谙练[1]，而后能起疴回生，夺灾行之数，而造天命、慰人心焉。然则业医者，当时刻兢兢业业，以救人之德。杀人之罪为儆戒也[2]明矣！每临病，务以济人自矢[3]，勿重财利。若遇危难证，当明告某方某药，勿诡言珍秘而索重价。若病果易治，勿故言难疗，致病家惊忧而妄劳。如果难治，勿故言易愈，致病家虚喜而空费。或有早晚可奏效，而故以药停阻之，以勒重酬；或前医有成功，而故捏词诽谤之，以自居功。又或诸医覆绝，诒[4]彼独肩可挽。如痨瘵[5]仅存皮骨，语言不能，尚诱其厚馈，乃不日旋毙之类。又或尽心富家，而忽慢贫家，延请不往，求药不发。此等种种不一，总是重利鄙夫，忍心害理之所为，讵[6]可以躯命付托乎？且今医不自揆[7]浅陋，气傲心妒，既不肯谘访高明，又不肯温读医书，暇则棋酒晏笑[8]，或算计财利，此所谓学医人费[9]，以人命为侥幸者也。先辈云：道未行，谓无利益不学；道既行，谓应酬无暇不学。尤不可犯此二语。古之良医，不敢逞臆见而务博学，又不敢泥俗谛[10]而求诸阅历，又不执一、二证验而求圆变无穷之心悟。至老手不释卷，虚心常广咨询，诚以人命为重，自存德行也。虽然其责又在延医者，勿轻听人言，进用多误，全在鉴察精确。人谋为主，独断行之，不可专凭卜筮[11]。嗟嗟[12]！医人有胸无心，病家有耳无眼，人命其危矣哉。（《简明医彀·卷之一·业医须知》）

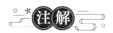

[1]淹通谙练：深知人情事理，处理问题练达。淹通，通达；谙，熟悉、精通。

[2]儆戒：告诫人使之注意改正缺点错误。儆，使人警醒，不犯错误。

[3]自矢：即自誓，矢志不渝。

[4]诒：欺骗，欺诈。

[5]痨瘵：古病名，即肺结核。

[6]讵：文言副词，表示反问，难道，哪能。

[7]揆：揣测。

[8]晏笑：融洽地笑。语出《诗经·卫风·氓》之"言笑晏晏，信誓旦旦"。晏，通"安"，安逸，柔和。

[9]学医人费：以耗费病人生命为代价去学习医学。典出苏轼《张君墨宝堂记》引用蜀地谚语："学书者纸费，学医者人费。"

[10]俗谛：佛教语，引申为浅陋的道理。

[11]卜筮：即占卜。

[12]嗟嗟：叹词，表示感叹的语气。

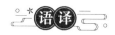

古人延请医生，如同访求良将。良将关系着民众的生死、国家的

存亡;医生关系着人的安危和生死、亲眷家属的悲欢与聚散。这难道不是天地间最为重大的事吗！因此,如果不是值得信任的医生,就不可以性命相托。那么,什么样的医生才值得信任呢？一定是那些品德仁爱宽厚,学问高深融会贯通,深知人情事理,处理问题练达,能够使患有久治不愈疾病的人挽回生命,破除灾难循行的定数,再造天命,抚慰人心,德艺双馨的人。

既然这样,那么,为医者就应当时刻兢兢业业,以救人的德行、杀人的罪孽作为自己的警戒,也就很明白无疑了！医家每每临证诊治,务必以救济他人作为自己矢志不渝的追求,不可看重财利。如果遇到危难重证,应当明确告诉病人使用的方药,不要诡诈地宣称使用了珍贵神秘之药而索要高价。疾病易治之时,不要故意说难以治疗,导致病家惊恐担忧而徒增辛劳。疾病难治之时,也不要故意说容易治疗,让病家空欢喜一场,最后却是白费人力、财力。还有的医家治病,明明知道迟早会有疗效,却故意停药来阻碍疗效,以便勒索重金作为酬劳;亦不乏前任医者的治疗已经取得成功,却故意捏造言辞诽谤,将前任功劳揽至自己名下的居功之徒。更有甚者,面对诸多医生都无能为力的病人,仍欺骗说自己能够独力挽救。如罹患痨瘵之疾,衰弱得只剩皮包骨头,不能言语的病人,仍诱骗其厚加馈赠,而不出几日病人痛苦离世,落得人财两空。还有一些行医者,对富裕的病人十分尽心,对贫穷的病人却轻忽怠慢,家属前来延请却拒绝前往诊治,前来求药也拒绝发药。以上种种,不一而足,总归是一群重利薄义、心术不正的卑鄙小人,列数他们伤天害理的恶行,怎么可以把身家性命托付给这样的人呢？

更何况,当今的医者学术浅陋却无自知之明,气傲清高,心性善妒,既不肯向高明的医家咨询访求学问,又不肯对医书多加温习研读;闲暇之时,则下棋、饮酒、谈笑取乐,或忙于计算自己所得的财利,这就是人们所说的"以耗费病人生命为代价去学习医学",也即视生命为儿戏。医家先辈曾说:"未入医道之时,说学医没有利益所以不去学习;

已是医道中人时，又说自己忙于应酬而没空学习。"医者尤其不可触犯到这两句话。古代的良医，从来不敢把自己的主观臆断拿来逞能，而是以博学为务；也不敢拘泥于世俗的传统理论，而是致力于增广阅历与才智；也不会抓着一两个效验的案例不放，而是寻求内心对圆融权变的医理的深刻体悟。即使到了迟暮之年，他们仍然手不释卷，常常虚心地广泛咨询，不耻下问，真心诚意地以患者的性命为重，自觉地不断积存着德行。

不过，有一部分责任其实也要归于延请医生的人。延医者切莫轻易听信他人之言，以免导致任用之误，关键在于对医者的鉴别考察是否准确无偏；要以人的理性谋划为主，自行决断，不可全靠迷信占卜。哎！如果医者徒有宽阔的胸膛却无博大的仁心，病家徒有两耳妄听偏信却无慧眼鉴别审察，那么，他的生命也就危险了。

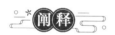

本文选自《简明医彀·卷之一·业医须知》（见孙志宏撰《简明医彀》，人民卫生出版社，1984年版）。孙志宏（生卒年不详），字克容，别号台石，浙江杭州人，明代医家。其祖父萝椿、父亲桂岩皆以儒兼医，桂岩尤以医术著名。志宏行医五十余年，晚年感于医籍纷繁，因搜辑古今方书，结合家传及所验心得，编撰《简明医彀》八卷（公元1629年），其卷一有"要言十六则"，多为医家规范。

孙志宏在这段文字中表达了对中医从业人员的忠告，强调作为医者应当遵守的规范和要求。

古人把聘请医者类比为国家寻求良将。好的将领关系着百姓的生死、国家的存亡；医生的诊治水平也直接关系着患者生死安危，关系着患者家人的悲欢离合以及家庭的圆满破碎。因此，医者的行为关系重大。孙志宏指出，古代好的医生，不主观臆断、不逞强好胜、不拘泥于凡俗，而是专注于博览群书，力求通过实践增加阅历，探究和领悟变化无穷的医理。精湛的医术,是治病救人的前提。古之良医,至老手不释卷,常常虚心咨询、请教他人,是因为他们敬畏生命。

孙志宏还指出四种见利忘义的"鄙夫"行为,这些伤天害理的行为,实则是由于医者过分看重财利。他在文中批评了部分医家没有自知之明,不去精进自己的医术,"既不肯谘访高明,又不肯温读医书",空闲时间就用于娱乐,或是算计钱财。病人是万万不能把性命托付给他们的。因此,孙志宏对病家也提出了忠告,要求他们延请医生时要增强鉴别能力,不能依赖迷信占卜。

作为医者,首先要增强责任意识,认清自身的重要职责,真诚地以人命为重,视患者生命如己出,将患者的生命安危置于首位。医者要常怀仁爱之心,以济世救人为己任,而非为追求个人名利而做出种种令人不齿的行为。古之良医至老都手不释卷,这是因为他们深知医学知识的博大精深和不断学习的重要性。真正的医者对待医学知识和临床实践应保持谦逊严谨的态度,虚心向他人学习,不断完善自己的医术。作为医者唯有不断学习,精进医术,务求博学,勤勉实践,才能做好治病救人的本职工作。医者行医当以诚信为基石,切勿为一己之私,而故意拖延治疗、夸大病情或贬低前医成就,医者需不断积淀自身的德行修养,赢得患者的信任和尊重,不断积存自己的德行。

良医格言(其二)

〔清〕冯兆张

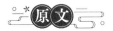

　　凡诊视妇女，及孀妇、尼姑，必俟侍者在旁，然后入房观看，既可杜绝自己邪念，复可明白外人嫌疑，习久成自然，品行永勿坏矣。即至诊视娼妓人家，必要存心端正，视如良家子女，不可一毫邪心儿戏，以取不正之名，久获邪淫之报。

　　……

　　凡遇危迫之病，欲尽人力挽回。此虽美念，然必须先与病家讲明，方可下药，更必璧[1]彼药资，则服药有效，人自知感。如服无效，则疑怨难加于我，我亦自心无愧也。(《冯氏锦囊秘录·附录·良医格言》)

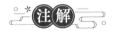

[1]璧：美玉，此处活用为动词，指珍惜病人的药资。

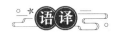

　　凡是给妇女、寡妇或者尼姑诊治时，医生必须在有陪同者在场的

情况下，才能进入房间进行诊视。这样既能够断绝自己可能产生的邪念，又能避免引起外界的误解和怀疑，久而久之，这种做法就会成为自然而然的习惯，医生的品行也能永远保持纯正。在为娼妓诊治时，医生必须保持心念端正，视同良家子女一般对待，不可有丝毫的邪念或轻浮之举，以致落得不正当的名声，长此以往，还将招致邪淫的报应。

……

凡是遇到危重急迫的疾病，医生都想要竭尽全力挽回患者的生命。虽是出于美好的愿望，但在此之前，必须先与患者家属讲明病情、治疗风险以及可能的结果，而后才能开具方药，同时更要珍惜患者家属的费用。这样如果治疗有效，患者家属自然会心怀感激；如果治疗无效，他们也不会对医生产生怀疑与怨恨，医生自身也能问心无愧。

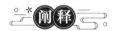

本文选自《《冯氏锦囊秘录·附录·良医格言》(见冯兆张纂辑《冯氏锦囊秘录》，中国中医药出版社，1996 年版)。冯兆张(生卒年不详)，字楚瞻，浙江海盐人，清代医家。冯兆张是温补学派的代表医家之一，代表著作为《冯氏锦囊秘录》，又名《冯氏锦囊》。该书辑取《黄帝内经》等基础理论及所涉临床各科精要，参以己见，重点发挥。全书内容丰富，收集民间效方亦较多。

医生处理好与患者、患者家属的关系，是体现其医德医风的重要要求。医者在处理一些特殊医患关系时，尤其要谨慎细致，避免招惹不必要的麻烦和纠纷。冯兆张提醒医者在遇到病情危急的患者时，在诊治之前与患者家属充分沟通是非常有必要的。一要讲清楚病情的严重程度，让家属有所准备，以免药效不明显，家属会归咎于医者。二要讲清楚医药费，充分保障家属的知情权和选择权，如此，若治疗后病情好转，家属心存感激；若是药效不明显，也不会轻易怨恨医者。

医者在为身份特殊的患者看病时，应格外注意自己的行为。冯兆张建议医者应在侍者陪同下，方可进入寡妇、尼姑等人的房间为其诊治。这既能避免自己产生不良的念头，也能避免他人产生不必要的猜忌和误会。前往娼妓家中进行诊治，医者务必要保持端正的心态，坚守自己的职业操守和道德底线，不能有丝毫邪念或轻浮的行为。他强调应将娼妓视作普通家庭的女子进行诊治，展现出医者对特殊人群的人文关怀和同理心。

医者对其职业操守的矢志不渝就是对每一位患者的深切尊重。医者应从行为举止的细节处入手，确保品行不受玷污。在诊治危急患者时，应与其家属保持充分的沟通，讲清病情及治疗方案，这能在治疗无效时有效避免家属的误解和怨愤。在与患者交往中，医者应遵循既定的礼仪和原则，尤其是特定群体比如寡妇、尼姑等容易引发舆论风险的群体更应考虑周全、格外谨慎，以免引起误会。在医疗过程中，医生不仅需要具备专业的医学知识和技能，还需要设身处地为患者着想，关注患者的身心健康，谨言慎行，以免招惹不必要的麻烦，玷污自己的德性。医者只有谨慎处理好与患者的关系，促进医患关系的和谐，才能更好地履行医者职责，守护治病救人的初心。

凡医家治病之诚,当无存富贵贫贱之分

〔清〕冯兆张

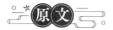

凡医家治病之诚,当无存富贵贫贱之分,然欲求病之情,应有富贵贫贱之别,何也? 富贵之人,多劳心而中虚,筋柔骨脆;贫贱之人,多劳力而中实,骨劲筋强。富贵者,膏粱自奉,脏腑恒娇;贫贱者,藜藿苟充,脏腑恒固;富贵者,曲房[1]广厦,玄府疏而六淫易客[2];贫贱者,茅茨[3]陋巷,腠理密而外邪难干[4];富贵者,纵情极欲,虑远思多,销铄[5]无非心肾之脂膏;贫贱者,少怒寡欲,愿浅易足,所伤无非日生之气血。故富贵之病多从本,贫贱之病每从标,实有异耳。(《冯氏锦囊秘录·杂症大小合参·卷一·论富贵贫贱之病不同》)

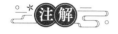

[1]曲房:内室,密室。

[2]玄府疏而六淫易客:风、寒、暑、湿、燥、火等六种邪气易从疏松的体表毛孔乘虚而入侵体内。玄府,指毛孔。

[3]茅茨:茅草盖的屋顶,亦指茅屋。此指简陋的居室。

[4]干:侵犯,侵袭。

[5]销铄:熔化,消除,消耗。

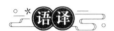

凡是医生在治疗疾病时,都应当怀抱不分富贵贫贱的真诚。然而,在探求病情时,却又需要考虑到富贵与贫贱之间的差异,这是为什么呢?富贵之人,往往因为心神过度操劳而致正气内虚,他们的筋骨相对柔软脆弱;而贫贱之人,长期从事体力劳动,体内正气反而充实旺盛,筋骨强健有力。富贵之人,饮食讲究,多食用精细美味的食物,这使得他们的脏腑相对娇弱;而贫贱之人,饮食简单粗糙,虽然条件艰苦,但脏腑却因此而更加坚固。富贵之人,居住在宽敞华丽的房屋中,故肌腠疏松,外界六淫之邪容易侵入体内;而贫贱之人,居住在简陋的居室中,身处狭窄小巷,其肌肤腠理紧密,外界病邪难以侵袭。富贵之人往往放纵欲望,思虑过多,忧虑深远,长此以往,消耗的无非是心肾二脏的精血;而贫贱之人,欲望较少,不轻易发怒,容易满足,疾病所伤不过是日日得以生成的气血。因此,富贵之人的疾病多从本虚治疗,而贫贱之人的疾病则从标实治疗,确实存在着显著的差异。

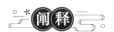

本文选自《冯氏锦囊秘录·杂症大小合参·卷一·论富贵贫贱之病不同》(见冯兆张纂辑《冯氏锦囊秘录》,中国中医药出版社,1996年版)。

这段文字阐述了医者在探究病情分析病因时,应考虑患者的社会环境和生活习惯,应公平公正对待每一人,不因患者的社会地位、经济状况等因素而有所偏袒或歧视的观点。疾病的成因非常复杂,与个人的生活环境、饮食习惯、性情脾气等都有着紧密联系。医者去分析患者的社会阶层,实则是了解其生活习惯,分析其体质,探讨疾病的成因,以便更准确地判断病情。冯兆张在文中探讨了富贵之人和贫贱之人的区别,比如富贵之人操劳心神而体质内虚,而贫贱之人长期劳作而筋骨强壮;在饮食上,富贵之人饮食精细而脏腑娇弱,贫贱之人粗茶淡饭而脏腑坚韧。在居住环境上,富贵之人居住在宽敞房屋,门窗常开,易受外界六淫之邪的侵袭;而贫贱之人居于茅屋小巷,外界邪气难以侵入。在生活习惯上,富贵之人思虑过多,消耗心肾精气,而贫贱之人欲望淡泊,容易满足,所受损伤大多来自日常生活的劳累。富贵之人和贫贱之人的病因和病机上存在诸多差异,在治疗时所采取的方案必然是有所不同的。

社会因素对生命有着深刻的影响,其中人自身的心理状态、社会行为、生活习性、道德修养等对人的影响尤为显著。医者在为患者诊治时,虽不分贫富贵贱,但是应尊重患者的个体差异,充分考虑他们的体质、起居环境、生活习惯等不同。正如有的学者分析:"在中医看来,任何不以原初的人、整体的人、活体的人、生活中的人为中心的诊断和治疗,研究和探索都是不可能奏效的。"医者只有对患者的病情进行细致入微地观察,才能准确把握这些差异对疾病发生和发展带来的影响,从而制定个性化的治疗方案,以达到最佳的治疗效果。

凡医家治病之诚,当无存富贵贫贱之分

医为司命，千百人之安危死生系之

〔清〕郭诚勋

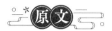

若夫医为司命[1]，一己之得失工拙，而千百人之安危死生系之。是故病万变，药亦万变。活法非可言传，至当惟在恰好。倘惟沾沾焉执一人之说，守一家之学，传者已偏而不举，习者复胶而不化。尚凉泻，则虚寒者蒙祸；惯温补，则实热者罹殃。即不然，而或矫枉者过正，执中者无权，过犹不及，则浅近固非而高深亦左，易观相笑，则彼固已失而此亦未得，其不至盛盛虚虚，而遗人夭殃者几稀矣。况乎医之为道，非可悬揣虚拟而得也。（《证治针经·序》）

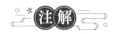

[1]司命：掌管生命的神，此处为强调医生救治病痛、起死回生的能力与责任。

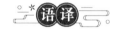

医生这个职业是掌管人们生命的，医生个人的医术高低与诊治是否准确，直接关系到成百上千人的安危与生死。因此，疾病千变万化，

用药也需要随之变化,灵活运用的方法不是可以言传的,最恰当的治疗只能依靠医生恰如其分的准确判断和把握。如果医生只是沾沾自喜地坚持一个人的学说、固守一家的医术,传授的知识已经偏狭,再加上习业者固执己见而不能融会贯通,偏爱使用寒凉泻下的药物,则使虚寒的病人蒙受祸害;习惯使用温补的药物,则使实热的病人遭殃。即便不是这样,也可能出现矫枉过正的情况,或是拘泥于折中思想而缺乏变通。而且过犹不及,过于浅显固然不妥,但过于高深偏离正道也同样不可取。每每见以上种种谬举,医生之间还常讥笑,殊不知彼此都可能有失偏颇,难以真正达到完美。那些辨证用药准确无偏、不曾误用补法于实证或误用泻法于虚证而导致患者夭殇的医生,真是少之又少啊。况且,医学这门学问,不是靠凭空揣测与虚构编造所能掌握的。

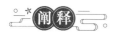

本文选自《证治针经·序》(见郭诚勋编撰《证治针经》,中国中医药出版社,2008年版)。郭诚勋(生卒年不详),清代医家,字云台,海昌(今浙江海宁)人。世以医为业,初习儒,后弃而承其父业。谓医家应博览广采,融会诸家。编有《证治针经》四卷,该书博采诸名家方论,杂以作者心得,以歌赋体裁写成,极便记诵。

"医乃仁术"观念推动着历代医家在习医过程中付出艰苦卓绝的努力,也指导着他们在行医之时笃行仁爱的践行。郭诚勋在文中先强调了医者责任之重大,如同掌管生命之神。他们医术的精湛或粗劣,直接关系着千百人的生命安危。他提出"病万变,药亦万变",强调了医学的复杂性,也提醒医者应不断精进医术。在临床实践中,医者应不执着于某一医家的言论,或固守某一家之学说,因为这样的做法会导致医术的偏颇和僵化。比如一味追求寒凉泻火,习惯性地使用温补之法可能会让不对症的患者遭受伤害。过与不及,对患者都是有伤害

医为司命、千百人之安危死生系之

的。因此，医者在用药方面必须高度谨慎，须结合患者的具体病情和体质特征开药方，从而确保用药的准确性和安全性。精准用药，是保障患者生命安全的重要前提，也是医者医术水平的具体体现。慎医的态度体现了郭诚勋对生命价值的敬畏与尊重。

医者应具备极强的责任感和使命感，他们所从事的工作直接关系着患者的生命安全，在诊疗过程中必须谨慎行事。医学之道需要深厚的理论基础与实践经验的积累。正如程国彭在《医学心悟》中所言："思贵专一，不容浅尝者问津；学贵沉潜，不容浮躁者涉猎。"医者应保持严谨治学的态度，夯实理论基础，丰富知识储备，博采众家之长，深入学习各家医学理论，并在实践中不断提高自身的诊疗水平。在诊治过程中，医者应结合患者的实际情况灵活应对，不拘泥于固定的方法和理论。在医学实践中，医者还应具备自我反省的精神，及时发现和纠正自己的不足，决不能凭空想象或随意推测，不断提升自己的医术水平，切实为患者服务。

读经先须明理

〔清〕章楠

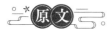

读经先须明理,若靠实字句,即执一不通。执中无权,犹执一也[1],况可靠实字句哉。(《医门棒喝·卷三·论〈易〉理》)

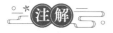

[1]执中无权,犹执一也:语出《孟子·尽心上》。

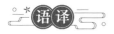

读经书首先要明白其中的道理,如果仅仅依赖文字上的实词和句子来解释,就会陷入片面和僵化的理解,无法融会贯通。一味坚持中庸之道而不能灵活权变,那就和片面地执着于某一点一样,何况是依赖实词和句子的字面意思去理解经文的内涵呢!

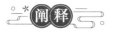

本文选自《医门棒喝·卷三·论〈易〉理》(见章楠著《医门棒喝》,

中国医药科技出版社，2019年版）。章楠（生卒年无详考），字虚谷，浙江会稽（今绍兴）人。自幼体弱多病，因病自学医道。他遍访名医，求教名家，熔铸百家，自成一家之言。他医德高超，医术精湛，著有《医门棒喝》（初集）、《伤寒论本旨》（《医门棒喝》二集）、《灵素节注类编》（《医门棒喝》三集）。第三集较为少见，前两集则合刊总名《医门棒喝》。

章楠在这段文字中阐明了阅读医学经典书籍的方法和注意事项，他强调不应只拘泥于具体的字词句意，应深入理解其蕴含的道理和原则。若是仅停留在对字句表面的理解，未能深刻把握经典的深层含义，往往会对内容的理解陷入片面化和僵化。因此，在阅读医学经典书籍时，应注重把握其整体思想和精神实质，结合临床实际灵活运用，学会权衡变通，才能真正把握其精髓和内在要义。

阅读医学经典著作是医者提升医术的重要途径。医者应勤于学习，在阅读医书时应深入研究医理，而非停留在文字表面。若只是照本宣科，或浮于文字表面，却不思考其背后蕴藏的道理，往往难以准确理解其要义。在临床应用时，医者只有真正掌握其内在的规律和治病原则，才能避免仅凭经验或固定模式来诊断和治疗。因此，医者在为患者开展治疗时，应根据患者的具体情况灵活调整，采取最适合患者的治疗方案，从而更好地为患者服务。

读书贵能信,尤贵能疑

〔清〕章楠

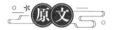

夫读书贵能信,尤贵能疑。信则有定识而无所游移,疑则分别抉择衷于至是。足以正古人之失,嘉惠后学。读儒书然,读医书何莫不然。医所以托死生,保性命,关系尤重。苟徒泛然涉猎[1],勿深研究,有信无疑,杀人必多。(《医门棒喝·序二》)

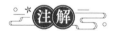

[1]涉猎:泛泛地浏览,粗略地阅读。

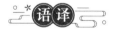

读书的可贵之处在于能够相信书中的内容,但更为可贵的是能够对其产生疑问。相信书中的内容,则能形成坚定的认识而不轻易动摇;产生疑问,则能进行分辨和选择,最终得出最正确的结论,这足以纠正古人的错误,并给后来的学习者带来好处。读儒家经典书籍是这样,读医学书籍又怎么不是这样呢?医学是关系到人的生死存亡、保全性命的学问,尤其重要。如果仅仅是泛泛地浏览而不作深入的研究,只会盲目相信而没有怀疑的精神,那么因此而误治甚至致死的情况就必定很多。

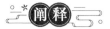

本文选自《医门棒喝·序二》(见章楠著《医门棒喝》,中国医药科技出版社,2019年版)。

作者在这段文字中强调了读书时应有的治学态度,要敢于质疑。阅读书籍,应深入研究,切莫浅尝辄止。医者在阅读医学书籍时更应严肃谨慎。医者既要学习医学知识,也要勇于质疑,不迷信医籍上所记载的知识,要不断挑战和验证既有理论。若是医学学习和实践中浅尝辄止,"有信无疑",不学无术,那么在实际应用中很可能会造成许多错误,甚至导致患者丧命。

从宇宙万物和人类生命的角度而言,医疗技术的最大特点就是存好生之德,解除疾病痛苦,责任重大。生命至上的观念是古代医家最重视的。"医所以托死生,保性命",医者的工作直接关系到患者的生死存亡。作为医者应保持高度的责任心和使命感,以患者为中心,为患者服务。

若要学医有所成,后天的努力是不可或缺的,需要"勤求古训,博采众方"(《伤寒论·自序》)。因此,医者应保持终身学习的态度,持续学习,勤于思考。在阅读医学经典书籍时要采用辩证的态度,既要主动学习经典理论,不断加强自身知识储备,也要有敢于质疑经典的勇气,深入思考,在临床实践中检验,在反复比对中找寻效果最好的治疗方案,对患者的生命健康负责,竭尽全力救治病人。

袁氏医家十事

〔清〕潘楫

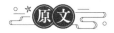

一、医之志。须发慈悲恻隐之心，誓救大地含灵之苦。视众生之病，不论亲疏贵贱，贤愚贫富，皆当恫瘝[1]乃身，尽力殚力，曲为拯理。

二、医之学。须上通天道，使五运六气，变化郁复之理，无一不精。中察人身，使十四经络，内而五脏六腑之渊涵，外而四肢百骸之贯串，无一不彻。下明物理[2]，使昆虫草木之性情气味，无一不畅。然后可以识病而用药。

三、医之识。医之用药，如将之用兵。纵横合变，呼吸异宜。非识见之高，不能神会而独断也。然此识非可袭取，非可商量。全在方寸中，虚明活泼。须涤除嗜欲，恬淡无为，则虚空自然生白也[3]。

四、医之慎。医为人之司命，生死系之。用药之际，须兢兢业业，不可好奇而妄投一药，不可轻人命而擅试一方，不可骋聪明而遽[4]违古法。倘或稍误，明有人非，幽有鬼责，可惧也。

五、医之养。君子之游艺，与据德依仁[5]，皆为实学。故古人技艺之工，都从善养中得来。若承蜩[6]，若养鸡，皆是法也。医虽小道，实具甚深三昧[7]。须收摄心体，涵泳[8]性灵，动中习存，忙中习定。外则四体常和，内则元神常寂。然后望色闻声，问病切脉。自然得其精，而施治得宜也。

六、医之术。医非徒仁术，亦仙术也。谚云：古来医道通仙道，此岂无稽之言哉。凡欲学医，须将玄门[9]之旨，留神讲究。玄牝之门[10]，生身之户，守中养气之诀，观窍观妙之理，务求明师指示，亲造其藩而闯其室。此处看得明白，则病候之生灭，身中之造化，已洞悉明矣。以之治疾，岂不易易。况人之疾，有草木金石所不能治者，则教之依法用功，无不立愈。天台智者禅师，谓一日一夜调息之功，可以已二十余年之痼疾。盖天之阳气一回，则万物生色。人之元气一复，则百体皆和。宿疾普消，特其余事耳。

七、医之量。书云：必有忍，其乃有济。有容德乃大。医者术业既高，则同类不能无忌。识见出众，则庸庶不能无疑。疑与忌合，而诽谤指摘，无所不至矣。须容之于不校[11]，付之于无心，而但尽力于所事。间有排挤殴詈[12]，形之辞色者，亦须以孟子三自反[13]之法应之。彼以逆来，我以顺受。处之超然，待之有礼，勿使病家动念可也。

八、医之言。仲尼大圣屡以慎言为训。而医者之言，尤当慎者，不可夸己之长，不可谈人之短，不可浮诞而骇惑病人，不可轻躁而诋诽同类。病情之来历，用药之权衡，皆当据实晓告，使之安心调理。不可诬轻为重，不可诳重为轻。即有不讳，亦须委曲明谕。病未剧，则宽以慰之，使安心调理；病既剧，则示以全归之道，使心意泰然。宁默毋哗，宁慎毋躁。

九、医之行。语曰：以身教之从，以言教之讼[14]。故慎吾之言，不若端吾之行。道高天下，守之以谦。智绝人群，处之以晦。敦孝弟[15]，重伦理，而于礼、义、廉、耻四字，则秉之如蓍龟[16]，遵之如柱石。久而勿失，自然起敬起信，而医道易行也。

十、医之守。医虽为养家，尤须以不贪为本。凡有病人在，即举家不宁。当此时而勒[17]人酬谢。家稍不足，则百计营求，艰难更倍。即充足之家，亦于满堂懊恼之中，而受其咨诅痛苦之惠[18]，亦非心之所安也。故我生平于病人所馈，不敢纤毫轻受。有不给者[19]，或更多方周给之。非以市恩，吾尽吾心而已矣。子孙习医而能依此十事，古之圣贤，何以加此。（《医灯续焰·卷二十·袁氏医家十事》）

注解

[1]恫瘝：恫瘝在抱，把人民的疾苦放在心上。

[2]物理：事物的道理。

[3]虚空自然生白：丹道家术语中有"虚室生白"一词，《庄子·人间世》云："瞻彼阕者，虚室生白，吉祥止止。"即心无任何杂念，就会悟出"道"，生出智慧。也常用以形容清澈明朗的境界。虚，使空虚。室，指心。白，指道。

[4]遽：匆忙。

[5]君子之游艺，与据德依仁：《论语·述而》云："志于道，据于德，依于仁，游于艺。"游艺，指从事某项技艺的学习。

[6]承蜩：即"佝偻承蜩"的典故，《庄子·达生》云："病偻者承蜩，犹掇之也。"。比喻凡事只要专心致志，排除外界的一切干扰，集中精力，勤学苦练，并持之以恒，就一定能有所成就，即使先天条件不足也不例外。

[7]三昧：佛教用语。指止息杂念，使心神平静。借指事物的要领、真谛。

[8]涵泳:书面语词汇,为古代文论术语,指对文学艺术鉴赏的一种态度和方法,对文学艺术作品的鉴赏应该沉潜其中,反复玩味和推敲,以获得其中之味。此为"浸润"义。

[9]玄门:是道教(道家)及玄学的另一种称呼。

[10]玄牝之门:《道德经·六章》云:"谷神不死,是谓玄牝。玄牝之门,是谓天地根。"意为生养天地万物的道(谷神)永恒长存,这叫做玄妙的母性。玄妙母体的生育之产门,就是天地的根本。

[11]不校:不计较。

[12]欧詈:打骂。

[13]孟子三自反:《孟子·离娄下》云:"其自反而仁矣,自反而有礼矣……自反而忠矣。"儒家认为如果出现了人际关系问题,应该先做自我反省。

[14]以身教者从,以言教者讼:语出《后汉书·第五伦传》,意为用自身行为教育人,别人就服从;用语言来教育人,别人就会争辩是非。强调身教重于言教。

[15]弟:同"悌",敬爱兄长,引申为顺从长上。

[16]蓍龟:古人以蓍草与龟甲占卜凶吉,因以指占卜。引申为借鉴。

[17]勒:强迫。

[18]受其咨诅痛苦之惠:为病人解答疾患方面的问题而接受其报偿。

[19]不给:供给不足。

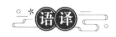

一、医生的志向。医生应当怀有慈悲怜悯之心,立誓解救世间所有生灵所承受的病痛。对待病人的病情,不论他们是亲是疏,是尊贵还是卑贱,是贤能还是愚钝,是富足还是贫穷,都应当感同身受,将他们的痛苦视为自己的痛苦,并竭尽全力、想方设法去治疗他们。

二、医生的学问。医生于上须通晓天道,对五运六气的变化规律、郁结与复归等道理,无一不精通;于中当深入观察人体,了解十四经络,内部五脏六腑的奥秘,以及和外部四肢百骸的相互关联,无一不透彻;于下还要明了事物的道理,包括昆虫、草木等诸多事物的性情气味,无一不了解。如此才能准确诊断疾病并合理用药。

三、医生的见识。医生用药治病,就如同将军指挥军队作战。需要灵活运用各种策略,随机应变,根据病情的变化和患者的具体情况来制定不同的方案。这种高超的医术和独到的见解,不是一般人所能轻易领悟和独自决断的,这种医学上的见识和智慧,也不是可以简单模仿或通过商讨就能获得的。它完全依赖于医生内心深处的明澈与灵动,需要一种虚怀若谷、心无杂念的境界。要达到这种境界,医生必须清除自己的私欲和贪念,保持心境的恬淡与无为。只有这样,他们的心灵才能像虚空一样纯净无垢,自然而然生发出明亮的光芒,能够在复杂的病情中洞察秋毫,作出准确而又及时的判断与决策,达到一种清澈明朗的境界。

四、医生的谨慎。医生是掌握他人性命的关键人物,生死大权系于一身。在用药的时候,必须非常谨慎,不可因为好奇而随意投药,不可轻视人命而擅自尝试未经验证的方剂,也不可自恃聪明而违背古法。一旦有所失误,不仅在人前会受到指责,在阴间也会受到鬼神的责备,这是十分可怕的。

五、医生的修养。君子所追求的才艺修养,与培养德行、依循仁爱之道,都是实实在在的学问。因此,古人的高超技艺,往往都是从内心修养和日常积累中得来的,就像粘蝉、养鸡一样,即使先天条件不足,只要专心致志,排除外界一切干扰,勤学苦练,持之以恒,就一定能成功。医学是一门小技艺,但实际上蕴含着极其深奥的学问。医者需要收敛心神,涵养性情,在行动中保持镇定,在忙碌中也不失从容。外在表现为身体常保和谐,内在则保持心神的恬淡宁静。这样,在观察病人的气色、闻听病人的声音、询问病情以及切脉时，才能自然而然地洞察到疾病的精髓，从而施以恰当的治疗。

六、医生的技艺。医学不仅仅是体现仁爱的技术，也是一种接近仙道的技艺。俗话说："古来医道通仙道"，这并不是无稽之谈。想要学医的人，必须深入研究玄门（道家）的意旨，了解生命孕育之门、生命起源之处，掌握守中养气的秘诀，以及观察身体微妙变化和宇宙奥秘。务必寻求名师的指点，亲自踏入这个领域一探究竟。一旦对此有了深刻的理解，那么，对于疾病的进展消亡规律，以及身体内部的运作规律，就会了如指掌。用这样的知识去治疗疾病，岂不是轻而易举？更何况，人的有些疾病是草木金石等药物无法治愈的，但若能嘱咐病人依法进行自身调养，往往又能很快康复。天台智者禅师曾说，一日一夜的调息功夫，可以治愈二十多年的顽疾。这是因为自然界的阳气一旦恢复，万物便生机勃勃；人的元气一旦恢复，身体自然调畅平和，积年旧疾自然也就都消散了。

七、医生的度量。古书有云：必有忍，其乃有济，有容德乃大。医者若技艺高超，难免会引起同行的嫉妒；见识卓越，也难免遭到庸俗之人的猜疑。当猜疑与嫉妒交织在一起时，诽谤和指责就会接踵而至。此时，医生需要有宽广的胸怀，不计较这些是非，保持一颗平常心，只专注于自己当下努力所做的事（治病救人）。其间遇人排挤、打骂，或恶意之言辞和脸色相加的情况，也要以孟子的"三自反"之法来应对，反躬自省自己是否有做得不对的地方。面对他们无理与刻薄的攻讦，我们用宽容与理解去接受。务必保持超然世外的态度，以礼相待，不要让病人怀疑医生的人品，动了不信任的念头。

八、医生的言辞。孔子作为大圣人，多次教导我们要谨慎言辞。而医生的言辞尤其需要谨慎，不可夸大自己的医术，不可谈论他人的短处，不可言语浮夸而惊吓病人，也不可轻率急躁地诋毁同行。对于病情的来龙去脉、用药的考量，都应当依据实情告知病人，让他们安心接受治疗。不可将轻证说成重病，也不可隐瞒重病的实情。即使病人情况不妙,也要委婉地说明。病情尚未严重时,应以宽慰为主,让病人安心调理;病情已重时,则指明归途,让病人心态平和。宁可沉默不语,也不要随意言辞;宁可谨慎行事,也不要急躁冲动。

九、医生的品行。《后汉书》有言:用身教者从,用言教者讼。意思是用自身行为教育人,别人就服从;用语言来教育人,别人就会争辩是非。因此,在谨慎言辞的同时,更当端正行为。即使医术高超,也应保持谦逊;即使智慧超群,也当深藏不露。要敦厚孝顺,重视伦理道德,对于礼、义、廉、耻这四项,要像对待蓍草和龟甲一样珍视,如蠢立之柱石一般谨遵恒守。长久地保持这些品质,自然会赢得人们的尊敬和信任,医术就更容易施行,医生悬壶济世的道路也就更加宽阔。

十、医生的操守。医生虽然是以医术养家糊口,但更应以不贪财为根本。只要是有病人存在,那么,病人的全家就都处于不安之中。此时索取他们的重金酬谢,家境稍差,便须想尽办法筹措银两,其艰难倍增。即使是富裕之家,亦是全家处于忧虑和苦恼中,如此情形下接受他们诊病解难的报偿,也是不能够心安理得的。因此,我生平对于病人所赠送的财物,从不敢轻易接受。遇到经济困难的病人,我还会尽力在许多方面给予周到的帮助。这并非是通过施恩而博取名声,而是尽我所能,问心无愧而已。

如果子孙后代学习医术,能够遵循这十条原则,那么,他们就已经达到了古代圣贤的境界,还有什么能够超越他们呢?

为医八要

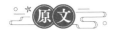

医家存心,当自重,不当自轻。当自谦,不当自傲。当计功,不当计利。当怜贫,不当谄富。自重必多道气,自轻必无恒心。自谦者,久必学进;自傲者,久必术疏。计功则用心于治病而伎[1]巧生，计利则用心于肥家而诡诈出。怜贫则不择人而医，阴德[2]无穷。谄富则不待请而至，卑污莫状。（《医灯续焰·卷二十·为医八要》）

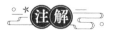

[1]伎：同"技"。
[2]阴德：在人间所做的而在死后到阴间可以记功的好事。

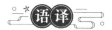

作为医者，其内心应有的态度应当是自我持重，而不应自我轻蔑。应当保持谦逊，而不应傲慢自大。在行医过程中，应当关注医术的积累与成效，而非计较个人的利益。应当以同情之心对待贫困的患者，不应谄媚富贵之人。自我持重的医生会自然而然地展现出高尚的医德与气质；自我轻蔑的医生则往往缺乏持之以恒的心志。谦逊的医生，在长期的医疗实践中会不断学习进步，因为他们懂得"学无止境"的道理，愿意虚心向他人请教；而傲慢自大的医生，则往往自以为是，不愿接受他人的意见与建议，久而久之，其医术必然日渐荒疏。专注于提高自己的医疗技术，就会将心思放在治病救人上，其医术便日益精湛。专注于为自己捞取好处，就会将心思放在谋取私利上，其行为就会导致欺诈。以同情之心对待贫困的患者，那么，无论是谁上门求诊都会负责任地加以医治，这将积累无数的阴德，即使去世了也能有良好的报应；而谄媚富贵之人，即使未受邀请亦主动登门请求为富豪治病，其行径之卑劣无耻不可名状。

采芝八则

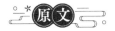

立己宜养重,不宜自轻

吾党既以斯道为己任,则此一人之身,实千万人之所系命者也。必当立志清华[1],持躬敦朴,以示吾道之不苟。倘复徇[2]人丧己,径窦[3]甘趋,且非怀珍[4]待聘之心,难免枉寻直尺之诮[5]。

临证宜计功,不宜图利

业以治生。若谓忧道不忧贫,斯不近情之语也。第贪得之念胜,则随在而急欲奏功。未能殚厥心以从事,有以人图侥幸者矣。是宜恫瘝乃身,以祈必济。庶功成而利亦随之。洵[6]不必撄情得失,而已禄在其中。

持心宜善下,不宜恃能

学问之道,虚己者多助,自恃者罔功。况岐伯之传,义精理奥,岂一人之私智所能洞测者乎?若彼管窥,狃[7]于一得,遂有蔑视侪类[8]之思。是以安于寡陋,而所业日荒,古人所以有持满之戒也[9]。良贾[10]深藏,允宜[11]被服。

行道宜怜贫,不宜谄富

炎凉丑态,涉世恒情。吾党虽无是行,而或存是心。每见遇贵介之子[12]，持术惟患其不精。值婆寒之徒[13]，用意辄邻于忽略。抑思此术，原为救人而设。茕独[14]无告者，更宜加以矜怜[15]。匪第[16]完济世之初心，是亦阴行善之一节。

看书宜辨理，不宜执方

陈言往论，虽古人已试之明验，然神而明之，存乎其人。况五方之风气强弱不齐，古今人之禀性厚薄亦异。若必执成法而不善变，是何异强方枘以就圆凿也[17]。渊博之士，宜出自心之玄解[18]，毋泥括帖[19]之旧闻。

治病宜究因，不宜务末

标本之说，昔人论之甚详。今之图治者，不审其致之之繇，而漫施补救。如救焚者，第扑其燎原之焰，而不灭其火。焰虽熄而火性尚存，终必复燃也。是在培其根、塞其源，歼厥渠魁[20]，而群丑自向风而遁矣。

处友宜从浓，不宜怀谖

慨自人不古处，交道寝衰[21]。在同途共事者，更深操戈下石之惨。不知谮[22]人者，人亦谮之。曷[23]若息厥雌黄，互相规劝。宏其当类，各借声援。一以收同人之益，一以维声气[24]之穷。

制药宜求精，不宜就简

质本五行，各宜其用，制法咸宗雷公矣。然考诸出处，或一本而根梢异治，或一味而咬咀[25]不同。所产有地土之殊，所藏有新旧之别。慎毋指鹿为马，徒取充笼。认鲁为鱼[26]，漫夸具眼[27]。致令奇方圣剂，竟介于效与不效之间。不惟无以起

沉疴,而适足以损令望[28]。(《医灯续焰·卷二十·采芝八则》)

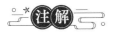

[1]清华:门第或职位清高显贵,此谓使医门清正高贵。

[2]徇:依从。

[3]径窦:犹门径。

[4]怀珍:犹怀才。

[5]诮:责备,讥讽。

[6]洵:诚然。撄,干扰。

[7]狃:贪。

[8]侪类:同辈,同类的人。

[9]持满之戒:出自老子《道德经·九章》:"持而盈之,不如其已。"意思是端起一个装满水的器皿走路,水会溢出来,不如把它放下。这里蕴含着中国人的智慧,即做事忌讳满盈。后世称老子的这种教诲叫持满之戒。

[10]良贾:善于经营的商人。

[11]允宜:合宜。

[12]贵介公子:指贵族子弟。介,大,犹言尊贵、高贵。

[13]窭寒之徒:穷人。

[14]茕独:孤单的样子。

[15]矜怜:怜悯。

[16]第:只。

[17]强方枘以就圆凿:即成语"方枘圆凿"。方形的榫头配圆形的卯眼,比喻格格不入,不适宜,也说"圆凿方枘"。出自战国时楚国宋玉的《九辩》。

[18]玄解:谓对事物奥秘的理解,亦指深奥难解的道理或事理。

[19]括帖:科举应试的文字。唐代以帖经取士,应试的人为了便于记忆,常把艰涩难记的部分编成歌诀,称为括帖。

[20]歼厥渠魁:打击首要的罪犯,此处指消灭主要的病邪。语见《尚书·胤征》:"歼厥渠魁,胁从罔治。旧染污俗,咸与惟新。"渠魁,首恶。

[21]交道寝衰:交际之道渐趋衰落。

[22]谮:说坏话诬陷别人。

[23]曷:疑问代词,谁,什么。雌黄,又称"乱下雌黄",意为乱发议论。

[24]声气:志趣和性格。

[25]㕮咀:中医用语。用口将药物咬碎,以便煎服,后用其他工具切片、捣碎或锉末,但仍用此名。

[26]认鲁为鱼:语出晋代葛洪《抱朴子内篇·遐览》:"则符误者,不但无益,将能有害也。书字人知之,犹尚写之多误。故谚曰:书三写,鱼成鲁,虚成虎。"意为字辗转传抄多次,鱼字就会写成鲁字,虚字就会写成虎字。指汉字传抄的次数越多,出错的可能性就越大。

[27]漫夸:空自夸赞。具眼:谓有识别事物的眼力,或指有眼力的人。

[28]令望:谓仪容善美,使人景仰。

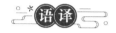

医生立身做人应当自我尊重,不可自我轻蔑。医生既然以医道为己任,那么,一人之身实际上关乎千千万万患者的生命。医生必须立志高远,品行淳厚,以此彰显医道的严谨与纯洁。倘若随波逐流,丧失自我,甚至为了捷径而不惜违背原则,没有怀才待聘的决心,则难免招致世人"枉费心机,曲意逢迎"的责备与讥讽。

医生行医治病应当关注疗效,而非追求名利。医术是谋生的手段，如果说"只忧虑道义而不担忧贫穷"，那也是不合情理、不通人情的。不过，贪念过重，随之而来的便是急于求成；无法全心全意地投入治疗，以人命为代价企图侥幸成功。因此，医生应当视病人之疾苦如同亲身经历一般，殚精竭虑以求救治成功。而功成之后，回报自然也会随之而来。真正高明的医生，不必在意得失，因为他们的功德早已蕴含在救死扶伤的过程中。

医生守持本心应当不耻下问，不可恃才逞能。学问之道，虚心之人能得到更多的帮助与启发，而自以为是者往往难以取得真正的成就。何况岐黄之学，义意精微，理论深奥，岂是个人智慧所能完全洞悉的？像那些管中窥豹之人，贪恋自己的一点点收获，便有了蔑视同行的念头，由此便陷入孤陋寡闻的境地而安于现状，使自己的医业日渐荒废。所以古人有"持而盈之，不如其已"的告诫。善于经营的商人也知道把珍贵的货物深藏起来而不轻易显露，因此保持谦逊是十分合宜的可信之道。

医生践行道义应当怜悯贫弱，不可谄媚富贵。世态炎凉，攀附富贵而漠视贫苦的丑态，实属世间久有之情状。我们这些做医生的，虽然不一定有这样的行为，但心中或许也存在着这样的念头。每当遇到贵族子弟，我们运用医术时总担心不够精湛而不能取悦他们；而面对贫穷困苦的人，我们却常常变得疏忽大意。我们应当深思，医术原本是为了救人生命而存在的。对于那些孤独无依、求助无门的人，我们更应该加倍地同情和怜悯他们。这样做不仅坚守了济世救人的初心，也是行善积德的一种行为。

医生阅读书籍应当注重理解医理，而不拘泥于固定的方法或形式。传统的理论，虽然都是古人经过实践验证的，但能否深刻理解并灵活运用，却取决于个人的智慧和领悟能力。更何况，不同地区的风土人情和人们的体质各不相同，古今人们的性情禀赋也有厚薄之分。如果墨守成法而不善于变通，那么，同勉强将方形的榫头插入圆形的榫眼有什么区别呢？学识渊博的人，应当依据自己的深刻理解来运用知识，不要拘泥于书本上的旧说。

医生治疗疾病应当深入探究其根本原因，而不应只关注表面的症状。关于疾病的标本关系，前人已有详尽的论述。但现在一些医生在治疗时，不去审察疾病产生的根源，盲目地采取补救措施。这就如同救火的人，只扑灭蔓延的火焰，却不去熄灭火源。火焰虽然暂时熄灭了，但火源仍然存在，最终火势还是会重新燃起。因此，治疗疾病的关键在于培补其根本、堵塞其病源，消灭主要的病邪，那么其他的病邪自然就随之消散了。

医生结交朋友应当真诚相待，不要心怀嫉妒和谗诌。感叹于如今人与人之间的关系不再像古人那样淳朴，交际之道渐趋衰落。同道共事的人，甚至互相攻讦、落井下石，惨不忍睹。殊不知诽谤别人的人，最终也会被别人所诽谤。与其如此，不如停止无端的指责和议论，相互规劝和勉励，扩大自己的交友圈子，互相帮助，相互成就。这样既可以收获同门共事的益处，又可以在彼此交流和扶持中促进志趣与性格的培养。

医生制作方药应当精益求精，不可因繁就简。万物的本质都源自五行，各自有其适宜的用途，而炮制药物的方法则都尊循雷公的教诲。然而，仔细考察药物的来源和性质就会发现，有时同一种植物根和枝叶功效不同，主治各异；或者同一种药物，存在着不同的炮制方法。药材的产地有土壤环境的差异，药材的贮藏则有新旧之别。因此，医者必须格外谨慎，莫要将不同的药物混为一谈，指鹿为马，仅仅为了填满药箱而胡乱采集；也不应像把"鲁"字认成"鱼"字那样，将错误的东西当作正确的，还炫耀自己很有眼光。这样做只会导致那些原本神奇而珍贵的方药，在疗效上竟然变得模棱两可，不但不能有效治疗重病，反而损害医生的声誉。

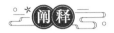

此三篇选自《医灯续焰·卷二十》(见潘楫著《医灯续焰》,中国中医药出版社,1997年版)。潘楫(1592—1666),字硕甫,号邓林,浙江武林人。《医灯续焰》是浙派中医脉学名著,共二十一卷,由明代王绍隆撰,清代潘楫作注,王佑贤评,成书于清顺治七年(1650),初刊于顺治九年(1652)。潘氏取崔嘉彦《四言举要》(明李言闻删补改订本)予以注释,注文多据《内经》《难经》《伤寒杂病论》《脉经》,以及张洁古、刘完素、朱丹溪、李东垣等诸家学说,并能结合潘氏业师王绍隆所传授的脉学见解,联系各科病证,阐述脉理、治法,内容详备,故取名《医灯续焰》。1928年上海中华新教育社重印此书时,删去原书最后二卷("医范"和"病则"),全书改为十二卷,并将原书各卷所述方药予以集中,另编附方一卷,书名改为《崔真人脉诀详解》。

医生作为人类健康和生命的守护者,其职业的神圣性和重要性不言而喻。正如古希腊医学先驱希波克拉底所言:"医生应当具备两样东西:一是对人性的了解,二是对自然科学的了解。"这句话深刻揭示了医生职业的内涵——不仅需要精湛的医术,更需怀揣对生命的敬畏与关爱。

历史上,无数名医以他们的智慧和奉献诠释了医生的崇高使命。扁鹊曾言:"人之所病,病疾多;而医之所病,病道少。"他强调了医生应不断探索医学之道,以更好地为患者服务。唐代名医孙思邈则在《大医精诚》篇中系统地论述了医生应遵守的医学伦理和职业道德,强调了医术的精湛与医风的高尚并重。他一生致力于医学研究,著成《千金方》,惠及后世无数病患,他提出的"大医精诚"思想至今仍被奉为医学界的圭臬。

在《袁氏医家十事》这篇选录中,作者从志向、学识、见识、审慎、修养、技术、胸襟、言语、行为、操守十个方面对医生提出了要求。以此告诚为医者须崇德守正，心存仁爱；学识渊博，见识高超；医术精湛，兢兢业业；胸襟宽广，言辞审慎；诊病用药，据实告之；无贪欲心，存救济志。这是对医德问题全面、具体而深刻的论述，至今仍具有教育意义。

在《为医八要》中，作者提出医家的关键是自重自谦不自傲；要同情贫者，"不择人而医"，不可贪图利益，不请自至。这段话的核心内容就是强调从医者必须严于律己，具备高尚的行医品质。

《采芝八则》体现了作者的理想与追求，论述了以医为业者应具备的道德观念，包括立志清廉、修身自重、以善为本、处事仁厚、不图名利、怜惜贫者、不忘初心、精益求精等。在中国的古代文学中，"采芝"通常与隐士、高洁品质和长寿等意象相关联。作者通过这样的标题，表明作为医者应具备的淡泊心态，高洁品行和慈悲胸怀。

明末清初，除了官办教育外，民间教育逐渐兴旺，且办学形式多样，具有悠久传统的家传与师徒相授成为主要渠道，造就出许多名医，《医灯续焰》作者王绍隆、潘楫、王佑贤均为钱塘人。当时，钱塘名医云集。钱塘医家中首创"学堂讲学"医学教育形式的名医叫卢之颐，本书作者潘楫与卢之颐时代一致，潘楫的老师王绍隆与卢之颐之父卢复亦是同时代之人，王绍隆常与卢复、缪希雍等名医彻夜论医，探讨学术。为《医灯续焰》作序的潘之淇，是潘楫的族人，与钱塘医派的开山鼻祖张遂辰也是好友，张遂辰与潘楫隔水而居，两家门人无少别异，问难和衷，相长相益，当时传为艺林盛事。这样的时代背景、医学环境，对潘楫的治学方法必然产生了深刻影响，《医灯续焰》便是在这样的背景下应运而生。作者通过选录历史上著名医家的言论和医学心得，旨在照亮医学之路，传承医学精髓，如同灯火续燃，照亮后人前行的道路。

劝医六则

〔清〕陈士铎

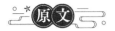

人生斯世，无病即是神仙。能节欲寡过，使身心泰然，俯仰之间，无非乐境，觉洞天丹丘[1]，无以过也。无如[2]见色忘命，见财忘家，营营逐逐，堕于深渊，沉于苦海，忧愁怨恨之心生，嗔怒斗争之事起，耗精损气，而疾病随之矣。苟或知非悔悟，服药于将病之时，觅医于已病之日，则随病随痊，又何虑焉。乃咎人之过甚明，咎己之过甚拙。而且讳病忌医，因循等待，及至病成，始叹从前之失医也，已无及矣。铎劝世人，幸先医治。

人病难痊，宜多服药。盖病之成，原非一日，则病之愈，岂在一朝。无如求速效于目前，必至堕成功于旦夕。更有射利之徒，止图酬谢之重，忘顾侥幸之危，或用轻粉劫药，取快须臾，未几，毒发病生，往往不救。何若攻补兼施，损益并用，既能去邪，复能反正，虽时日少迟，而终身受惠无穷。铎劝世人毋求速效。

病关生死，医能奏效，厥功实弘。世有危急之时，悬金以许，病痊而报之甚薄。迨至再病，医生望门而不肯入，是谁之咎欤。此视性命于鸿毛，视金钱如膏血，亦何轻身而重物乎？

铎劝世人,毋惜酬功。

病痊忘报,俗子负心;病痊索报,亦医生惭德。盖治病有其功,已报而功小;治病忘其功,不报而功大。要当存一救人实意,不当惟利是图。勿以病家富,遂生觊觎心;勿以病家贫,因有懒散志。或养痈贻患[3],或恐吓取钱,皆入恶道。铎劝行医,幸毋索报。

人不穷理,不可以学医;医不穷理,不可以用药。理明斯知阴阳、识经络、洞脏腑、悟寒热虚实之不同、攻补滑涩之各异,自然守经达权,变通于指下也。否则,徒读《脉诀》,空览《本草》,动手即错,开口皆非,欲积功反损德矣。铎劝学医,幸务穷理。

医道讲而愈明,集众人议论,始可以佐一人识见。倘必人非我是,坚执不移,则我见不化,又何能受益于弘深乎。迩来医术纷纭,求同心之助,杳不可多得。然而天下之大,岂少奇人。博采广谘,衷[4]获非浅。铎劝学医,幸尚虚怀。(《本草新编·劝医六则》)

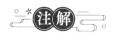

[1]洞天丹丘:道教语,指神道居住的名山胜地。洞天,指仙山。丹丘,在道教历史中是学道之人向往的圣地,又是道教发展历史中重要的地方。

[2]无如:无奈。

[3]养痈贻患:留着毒疮不去医治,就会成为后患。比喻纵容姑息坏人坏事,结果自己遭殃。出自清代纪昀《阅微草堂笔记·槐西杂志一》。

[4]衷:聚集。

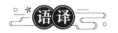

    人生在世，如果没有疾病缠身，那就如同神仙一般了。若能做到节制欲望、减少过错，使身心保持平和安宁，那么，日常生活中时时处处都会感到快乐无比，觉得即便是传说中的洞天福地、仙人居所也不过如此。无奈有些人见到美色便不顾性命，见到钱财就忘却家室，整日奔波劳碌，竞相追名逐利，最终陷入深渊，沉溺于苦海之中，忧愁怨恨之情由心而生，嗔怒争斗之事也缘此而起，精神消耗，气血损伤，疾病也就接踵而至了。如果人们能够意识到自己的错误并及时悔悟，在未病之时就开始服药调养，在病情初期便积极寻求医治，那么，疾病就能随着治疗而很快痊愈，又有什么可担忧的呢？但遗憾的是，人们往往对他人的过错明察秋毫，对自己的过失却浑然不觉。而且许多人还忌讳谈论疾病，不愿就医，一味拖延等待，直到病情严重，才后悔当初没有及时医治，却往往为时已晚。因此，我恳切地劝告世人，要珍惜健康，及时医治。

    人的疾病往往难以迅速痊愈，因此需要多服药以调理。因为疾病的形成就并非一朝一夕之事，它的痊愈又怎能一蹴而就！有些人急于求成，希望病情能立即好转，结果往往适得其反，功败垂成。更有一些唯利是图的人，为了谋取重利，不顾患者的安危，使用轻粉等猛药峻剂，以求快速见效。不久，毒副作用显现，病情反而加重，最终往往造成无法挽救而身亡的局面。还不如攻补兼施，扶正与祛邪并用，既能祛除邪气，又能恢复正气，虽然治愈的过程稍长，但患者却能终身受益无穷。因此，我恳切地劝告世人，在治疗疾病时切勿急于求成。

    疾病关乎生死，医生能够施展医术有效救治，其功劳实在巨大。世间常有这样的情况，当病情危急之时，人们不惜悬金重赏以求救治，然而一旦病愈，给予的报酬却十分微薄。等到再次生病时，医生却望门却步，不愿再入其家诊治，这究竟是谁的过错呢？将人的性命看得如同鸿毛一般轻贱，而将金钱视为生命之膏血，这岂不是轻视生命而看重钱财吗？因此，我恳切地劝告世人，对医生救病之恩，当不吝惜钱财，应给予医生合理的报酬。

病愈后忘记报答医生，这是世俗之人的忘恩负义。但反过来，病愈后向病人索取报酬，亦是医生品德上的瑕疵。因为治疗疾病本身就有其功德，如果病人主动报答，那么这份功德看起来就显得小了；如果病人在病愈后忘记了医生的功德，没有报答，反而更能彰显出医生的功德之大。作为医生，应当怀有一颗真正救人的心，而不应只图谋利益。不要因为病人家庭富裕就心生觊觎，也不要因为病人家庭贫困就心生懈怠。无论是故意拖延以加重病情，还是恐吓病人以索取钱财，这些行为都走上了邪恶之路。因此，我恳切劝告行医之人，不索求回报，而专注于救死扶伤。

如果一个人不深入探究医学理论，那么他就不应该学医；同样，作为医者如果不去穷究医学原理，那么他就不应该开具方药。只有彻底理解了医学理论，才能明白阴阳之道，识别经络系统，洞悉脏腑功能，领悟寒热虚实的不同病理表现，以及攻邪、补益、滑利、涩滞等不同治疗手法的适用情况。这样，自然就能既遵循经典又灵活变通，在诊疗时运用自如。否则，仅仅死读《脉诀》这样的诊脉之书，以及《本草》之类的药物典籍，在实际操作时就会频频出错，开口谈论也是谬误百出，本想积累医德医术，结果反而有损医德。因此，我恳切地劝告学医之人，学医务求穷尽医理，既要功底扎实，又应灵活变通。

医学之道，通过不断的讨论和交流才会更加清晰明了。集合众人的见解和议论，才能帮助一个人扩展和深化自己的认识。如果总是固执己见，认为只有自己才是正确的，不肯接受他人的意见，那么，自己的见解就无法得到丰富和提升，又怎么能在医学领域获得更深更博的造诣呢？近年来，医学界流派众多，观点纷呈，想要找到志同道合的同行互相帮助，实在是少之又少。但是，天下之大，又怎会缺少奇才异士呢？广泛地搜集，虚心地请教，收获必定丰厚。因此，我恳切地劝告学医之人，应当保持谦虚的胸怀，乐于接受新知，广问博采，虚怀若谷。

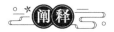

本文选自《本草新编·劝医六则》（见陈士铎著《本草新编》，中国医药科技出版社，2011 年版）。陈士铎（生卒年不详），字敬之，号远公，别号朱华子，又号莲公，自号大雅堂主人，浙江山阴（今浙江绍兴）人。《本草新编》全书共分宫集、商集、角集、徵集、羽集五卷，卷前首载凡例十六则、劝医六则、七方论、十剂论等内容，对该书的编写目的、收药原则、七方十剂之义等进行了说明。卷一至五，以药名为纲，详细记载了二百七十余味中药材的性味、归经、功效及主治。该书以药性理论为核心，对每一味药物都进行了深入的剖析，见解独到，既略人所详，又详人所略，具有很高的实用价值。

陈士铎在行医中不拘泥于窠臼，勇于创新，对于传统中医理论有着独到的见解。他突破了中医"阴阳、表里、寒热、虚实"八纲的辨证规范，别具一格。他擅长治疗内科、妇科和儿科的各种疾病，尤其在治疗疑难杂症方面有着卓越的成就。他认为情绪不好是诸病之源，因此在治病过程中极为重视情志调理的作用，通过疏肝解郁、理气涤痰等方法治疗情志致病，效果极为显著。他一生致力于医学研究和实践，关心患者疾苦，乐于助人，对待患者如同亲人一般。他医术精湛，医德高尚，治愈了无数病患，深受百姓的爱戴。据记载，陈士铎出行时，很多老百姓自发在街道上招手示意，一点都不亚于现在的明星出行。他的名言"医生的职责在于辨证准确，用药精当"已成为中医界的至理名言，这句话激励着无数从医人员为了人类的健康而不断努力前行，他的名字将永远镌刻在中医史册上。

据史书记载，有一次他接诊了一位特别奇怪的患者。这位患者一年前患病，每天晚上 12 点准时头痛头晕，至午夜 2 点达到顶峰，然后慢慢减轻，到第二天早上 6 点左右恢复正常。一年来，他到处求医，喝了大量的中药，但是一点效果都没有。很多人认为是中邪，遇到了不干净的东西，于是遍请驱邪高手，也无效果，而且有加重的趋势，痛疼时高声惊呼，声震四方，极为吓人。陈士铎仔细诊断之后，认为患者没有中邪，是小病，只是由于没有对症下药，所以日渐加重。于是，开方一剂，现场煎药，让患者服下，晚上留宿，验证功效。结果，真的出现奇迹了。晚上10点，患者吐出一核桃大小的硬痰，全身排出大汗后沉沉睡去，一个晚上相安无事，直至天亮。第二天，患者倒头就拜，直呼"神医"。这是一个真实的医案，不仅在陈士铎所著的书中有记载，而且在《绍兴县志》同样有记载。

陈士铎在医学实践中深刻体会到医德、医风、医术以及医患关系的重要性，因此撰写了《劝医六则》以规劝医者和患者。此文首先强调了预防疾病的重要性，提倡节欲寡过、身心泰然的生活方式，与现代医学中的预防医学和健康管理理念不谋而合。另外，它对医者的职业道德、医术修养以及医患关系的处理提出了明确的要求和规劝。他提醒医者要时刻铭记救死扶伤的职责，不过分追求经济利益，保持救人的初心，与患者建立良好的关系；他认为医者应不断学习新知识、新技术，提升自己的医术水平，坚持科学用药，坚持开放精神，坚持团队合作，为患者提供最佳的治疗方案。书中阐述的医学理念和伦理规范推动了中医的发展，为中医人才的培养和医学实践的规范提供了重要的指导，有助于构建和谐的医患关系。同时，它也促进了中医文化的传承和发扬，使中医在现代社会中仍然保持着强大的生命力和影响力。

医理至深，岂易言哉

〔清〕陆以湉

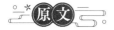

苏州曹某，状修伟[1]，多髯，医名著一时，而声价自高，贫家延请每不至。巨室[2]某翁有女，待字闺中，因病遣仆延曹。仆素憎曹，绐[3]以女已出嫁，今孕数月矣。吴俗大家[4]妇女避客，医至则于床帏[5]中出手使诊。曹按女脉，漫[6]云是孕，翁大骇异。次日，延医至，使其子伪为女诊之，复云是孕。其子褰[7]帏启袴视之曰："我男也，而有孕乎？诬我犹可，诬我妹不可恕也。"叱仆殴之，并饮以粪。跪泣求免，乃剃其髯，以粉笔涂其面，纵之去。归家谢客，半载不出，声望顿衰。（《冷庐医话·卷一·医鉴》）

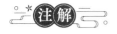

[1]状修伟：身材高大魁梧。

[2]巨室：指大家族。

[3]绐：欺骗。

[4]大家：旧指大户人家。

[5]帏：帐幔。

[6]漫:漫不经心。

[7]褰:掀起。

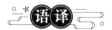

　　苏州有个姓曹的医生,他身材高大,胡须浓密,医术在当时很有名,因此自视甚高,贫穷人家请他看病往往请不动。城里有个大户人家的老翁,有个成年女儿留在闺房中等待许嫁,因为生病就派仆人去请曹医生。这个仆人一向讨厌曹医生,就欺骗曹医生说老翁的女儿已经出嫁,现在已怀孕几个月了。按照吴地风俗,大户人家的妇女是要避客的,所以医生来就诊时,病人只在床帐中伸出手让医生诊脉。曹医生给那女子诊脉之后,随口便说是怀孕了。老翁听后大吃一惊,感到十分奇怪。第二天,老翁又请医生过来,让自己的儿子假装成女儿来让医生诊断,医生仍然说是怀孕了。老翁的儿子掀开床帐,提着裤子怒骂道:"我是男子,怎么会怀孕呢? 你诬陷我尚可,但诬陷我妹妹就不可饶恕了!"于是叱责仆人殴打这位曹医生,还让他喝粪水,曹医生跪地哭泣求饶,老翁这才饶了他,但条件是要剃光他的胡子,用粉笔涂画他的脸,然后放他离开。经过这次事件后,曹医生归家闭门谢客,半年都不敢出门,他的声望也因此一落千丈。

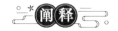

　　本文选自《冷庐医话・卷一・医鉴》(见陆以湉著《冷庐医话》,山西科学技术出版社,1993 年版)。陆以湉(1802—1865),字敬安、薪安,号定圃,浙江桐乡人。《冷庐医话》是清代医家陆以湉撰写的医话集,成书于 1858 年。本书汇集陆氏数十年间的读书笔记并参以个人的临床经验而成。全书凡五卷,共 69 门。卷一论述医范、医鉴、慎疾、保生、慎药、求医、诊法、用药等;卷二评述古今医家、医书;卷三至卷五叙述从先秦到清代以来，历代名医对多种病证的治疗经验，间附作者的心得体会，内容涉及内、外、妇、儿、五官各科。该书收罗广博，书中前后引述医著近百种，举凡古今医家、医事、医籍等知无不及，或评得失，或论利弊，纵横捭阖，取舍自如，加之文笔流畅，立论有据，是古今医话类著作中不可多得的珍品，为我们留下了医学上兼具学术和史料双重价值的宝贵资料。

《冷庐医话》通过对古今医案医话的论述，阐发了医者需要具备的医德修养和文化学识，并启示了防治医患纠纷、和谐医患关系的方法。

《医鉴》中的苏州曹某因医术闻名一时，便自视甚高，对贫家延请常常拒绝不去。这种自负与高傲的态度违背了医德中的谦逊与平等待人原则。医生应以救人为己任，不应因病人的贫富、地位而有偏见。曹某在未详细了解病人的情况下，仅凭家属口述就轻率地诊断为怀孕，这是极其不负责任的行为。医生在诊断时应全面、细致地了解病人的病情，结合多种诊断手段，确保诊断的准确性。曹某因误诊而受到的惩罚，这既是对他个人的警示，也是对医德医风的一种强调。医生应时刻保持警惕，认真对待每一个病人，避免因疏忽大意而误诊。

医之为道，修德为先，重视医德修养已成为中医几千年来一贯的传统。只有常怀恻隐之心，具备高尚品德的人，方能成为一代名医，为世人所敬仰。

医理至深，岂易言哉

参考文献

1. 专著

[1]（明）杨继洲.针灸大成[M].北京:人民卫生出版社,1955.

[2]曾枣庄.苏轼评传[M].成都:四川人民出版社,1981.

[3]崔秀汉.中国医史医籍述要[M].延吉:延边人民出版社,1983.

[4]（明）孙志宏.简明医彀[M].北京:人民卫生出版社,1984.

[5]李经纬.中医人物词典[M].上海:上海辞书出版社,1988.

[6]（清）王士雄.王孟英医案[M].上海:上海科学技术出版社,1989.

[7]（明）赵献可.医贯[M].北京:学苑出版社,1996.

[8]（清）陆以湉.冷庐医话[M].北京:中国中医药出版社,1996.

[9]（清）冯兆张.冯氏锦囊秘录[M].北京:中国中医药出版社,1996.

[10]（清）王士雄.温热经纬[M].北京:学苑出版社,1997.

[11]李其忠.中医基础理论研究[M].上海:上海中医药大学出版
社,2002.

[12]（宋）沈括,（宋）苏轼.苏沈良方[M].上海:上海科学技术出版社,
2003.

[13]王琦.中医体质学[M].北京:人民卫生出版社,2005.

[14]（清）雷丰.时病论[M].北京:人民卫生出版社,2007.

[15]（清）赵学敏,（清）吴庚生.串雅内外编[M].北京:人民卫生出版
社,2007.

[16]（宋）陈无择.三因极一病证方论[M].北京:中国中医药出版
社,2007.

［17］（清）郭诚勋.证治针经［M］.北京:中国中医药出版社,2008.

［18］范永升.浙江中医学术流派［M］.北京:中国中医药出版社,2009.

［19］张缙.针灸大成校释［M］.北京:人民卫生出版社,2009.

［20］（明）张景岳.景岳全书［M］.北京:中国医药科技出版社,2011.

［21］（元）朱丹溪.格致余论·局方发挥［M］.北京:中国医药科技出版社,2011.

［22］（宋）沈括,杨渭生.沈括全集［M］.杭州:浙江大学出版社,2011.

［23］（清）陈士铎.本草新编［M］.北京:中国医药科技出版社,2011.

［24］（清）黄凯钧.友渔斋医话［M］.上海:上海浦江教育出版社,2011.

［25］周仲瑛,于文明.中医古籍珍本集成:方书卷洪氏集验方潜斋简效方［M］.长沙:湖南科学技术出版社,2014.

［26］王象礼.陈无择医学全书［M］.北京:中国中医药出版社,2015.

［27］田思胜.朱丹溪医学全书［M］.北京:中国中医药出版社,2015.

［28］（明）杨继洲,靳贤,黄龙祥.针灸大成［M］.北京:人民卫生出版社,2017.

［29］（晋）葛洪.《肘后备急方》全本校注与研究［M］.广州:广东科技出版社,2018.

［30］（晋）葛洪,王明.抱朴子内篇校释［M］.北京:中华书局,2021.

2. 学位论文

［1］吕辉.林逋诗文研究［D］.陕西师范大学,2005.

［2］肖巍.张景岳医学思想的哲学探源［D］.湖南大学,2007.

［3］史华.《苏沈良方》研究［D］.华东师范大学,2008.

［4］周晓菲.中医医德伦理思想根源及其内涵研究［D］.北京中医药大学,2010.

［5］潘新丽.中国传统医德思想研究［D］.南开大学,2010.

［6］芦琳.仁学思想对中医教育的影响［D］.山东中医药大学,2014.

［7］谷雪峰.职业精神视域下中国传统医德规范研究［D］.黑龙江中医

药大学,2015.

[8] 钱浩.《中华医典》医德思想及其对当代中国医德建设的启示[D].
第四军医大学,2017.

[9] 翟小珊.陈士铎郁证辩证思想研究[D].北京中医药大学,2019.

[10] 唐禄俊.中医药文化核心价值的践行研究[D].北京中医药大
学,2020.

[11] 段丽君.中华传统医德思想及其传承研究[D].广西师范大
学,2021.

[12] 王庆华.关怀伦理视域下的医德及其教育研究[D].上海大
学,2021.

[13] 陈冰冰.雷少逸《时病论》伏气为病思想与用药特点分析及伏气
思想论治杂病研究[D].黑龙江中医药大学,2023.

3. 期刊

[1] 杨存钟.沈括和他的《良方序》[J].北京医学院学报,1975,(02):
82—86.

[2] 虞孝贞.略述杨继洲与《针灸大成》[J].浙江中医学院学报,1981,
(03):35—37.

[3] 杨世权.赵献可肾命学说评述[J].四川中医,1986,(09):4—5.

[4] 徐建云.为《中医大辞典·医史文献分册》勘误一则[J].南京中医
学院学报,1988(03):46—47.

[5] 唐寒松,施有奇.从《针灸大成》卷三后四篇看杨继洲的学术思想
[J].安徽中医学院学报,1992,(02):9—10.

[6] 庄奕周.陈无择对病因学的贡献[J].福建中医药,1992,(03):26—
27.

[7] 陈利琳.从《格致余论》看朱丹溪的养生思想[J].云南中医学院学
报,1995,(02):43—46.

[8] 傅三兴.管窥朱丹溪学说成因及对后世的影响[J].浙江中医学院

学报,1995,(01):6.

[9] 孟繁洁.陈无择学术思想阐微[J].天津中医学院学报,1997,(02):
2—3.

[10] 郭教礼.张景岳"不失人情观"中的医德思想[J].中国医学伦理
学,1998,(03):48—53.

[11] 邱鸿钟.论中医的科学精神和人文方法[J].医学与哲学,1999,
(01):3—6.

[12] 吴佐忻.沈括的医药著述简介[J].医古文知识,2000,(03):
28—29.

[13] 刘玉玮.赵献可《医贯》医学理论特色辨析[J].中医文献杂志,
2001,(01):6—8.

[14] 胡春雨.《局方发挥》体质辨治特色[J].安徽中医学院学报,2002,
(03):3—4.

[15] 张仕玉,赵敬华.试论赵献可倡补肾命的思想[J].吉林中医药,
2004,(07):4—5.

[16] 王雨秫.《三因方》对中医临床辨证的贡献[J].中医药临床杂志,
2004,(03):195—196.

[17] 康凤河.雷丰学术思想探讨[J].天津中医药,2004,(01):50—52.

[18] 李志刚.《针灸大成》对针法灸法学的贡献[J].针灸临床杂志,
2005,(10):3—4.

[19] 钟南山.简论医德的内涵[J].中国医学伦理学,2006,(03):
3—4+6.

[20] 顾植山.从阴阳五行与五运六气的关系谈五运六气在中医理论
中的地位[J].中国中医基础医学杂志,2006,(06):463—466.

[21] 陈友芝,何晓.南宋医家陈无择身世考[J].浙江中医药大学学报,
2007,(01):31—32.

[22] 张其成.中医学生命模型的特征和意义[J].河北学刊,2007,
(03):29—33.

参考文献

[23] 余晴,刘剑锋,赵廷虎.张景岳运用哲学思想指导医学研究探微[J].实用中医内科杂志,2008,(03):17—18.

[24] 刘纳文.《时病论》学术思想初探[J].河北中医,2008,(03):315—316.

[25] 陶建文.从现象学的角度看中医的"望闻问切"[J].南京中医药大学学报(社会科学版),2009,10(01):32—36.

[26] 崔姗姗,叶磊.《冷庐医话》学术价值探析[J].河南中医学院学报,2009,24(01):92—94.

[27] 冯松杰.贵在探讨——《冷庐医话》阅读体会[J].辽宁中医药大学学报,2009,11(12):12—14.

[28] 王永南.浅谈赵献可的《医贯》[J].光明中医,2010,25(06):1083—1084.

[29] 戴铭,林怡,李成文.杨继洲针灸学术思想述要[J].中华中医药杂志,2011,26(10):2205—2207.

[30] 邓国军,李厚琼.王直方诗学思想简论[J].名作欣赏,2011(26):105—106＋114.

[31] 郭淑芳,周小秀.《三因极一病症方论》的主要学术思想和贡献[J].内蒙古中医药,2012,31(16):114—115.

[32] 郝金生.天人合一医学模式的发展方式与方法探讨[J].广州中医药大学学报,2013,30(03):289—291.

[33] 李志更.陈士铎《本草新编》中的用药思想[J].中国中医基础医学杂志,2013,19(09):996—997＋1037.

[34] 石和元,王平.中医元气理论研究的意义及思路[J].中华中医药杂志,2014,29(04):1018—1020.

[35] 李胜男,张怀亮.中医阴阳学说研究进展[J].辽宁中医药大学学报,2014,16(01):202—204.

[36] 唐农.论人体阴阳的本体结构及由此对桂枝汤与四逆汤的基本解[J].广西中医药,2014,37(04):1—4.

[37] 陈瑞祥.五行公理系统的生克关系——五行理论体系的系统化（二）[J].中医杂志,2014,55(16):1351—1356.

[38] 李董男.《时病论》知时论证辨证思路[J].长春中医药大学学报,2016,32(02):221—224.

[39] 王浩然,王爱芸,沈庆思,等.齐鲁医家杨继洲《针灸大成》学术思想浅析[J].辽宁中医杂志,2016,43(06):1176—1178.

[40] 俞晓旸,许军峰,石学敏.雷丰生平事迹考[J].浙江中医药大学学报,2017,41(12):967—970.

[41] 王天芳,李灿东,朱文锋.中医四诊操作规范专家共识[J].中华中医药杂志,2018,33(01):185—192.

[42] 江凌圳,裘石亮,安欢,等.《医灯续焰》内容特点与作者考证[J].浙江中医药大学学报,2018,42(04):297—299.

[43] 孙艺玮,姚舜宇.《冷庐医话》中的从医之道[J].河南中医,2019,39(01):36—39.

[44] 张蕾.仁心古谊继忠州——论王孟英医德[J].中医药文化,2019,14(02):91—96.

[45] 徐超琼,杨奕望.晚清江南儒医陆以湉《冷庐医话》及其传统医德文化[J].中医文献杂志,2019,37(03):69—72.

[46] 尹萍,谭曦然,林慧敏.从《针灸大成》医案看杨继洲的医学思想[J].河南中医,2019,39(11):1661—1664.

[47] 唐农.论"天人合一"观何以为中医与国学最高精神之共同归宿[J].广西中医药,2019,42(01):1—6.

[48] 赵蕊,张雅雯,张紫微,等.宋明理学对中医学的影响研究述要[J].河北中医药学报,2021,36(02):14—16.

[49] 孟玺,张义超,张丰聪,等.《苏沈良方》中方论作者新考补正[J].中华中医药杂志,2022,37(08):4830—4832.

[50] 马巧琳,胡斌,席林林.《针灸大成》中的临床诊疗特色及其时代价值[J].中国民间疗法,2022,30(06):1—4.

［51］周鎏生,谭明.赵献可学术思想探析［J］.中医临床研究,2023,15(13):67—70.

［52］王立英,姚海强,张潞潞,等.王孟英体质思想探微［J］.天津中医药大学学报,2024,43(01):87—91.

［53］赵燕,李良松.《王孟英医案》之"因时制宜"与"舍时从证"新解［J］.浙江中医药大学学报,2024,48(09):1145—1148.